华西医学科普丛书
HUAXI YIXUE KEPU CONGSHU

U0456492

儿童意外伤害那些事儿

主　编　彭文涛　何　英　王晓琴

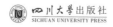

四川大学出版社
SICHUAN UNIVERSITY PRESS

图书在版编目（CIP）数据

儿童意外伤害那些事儿 / 彭文涛，何英，王晓琴主编. -- 成都：四川大学出版社，2025.3. --（华西医学科普丛书）. -- ISBN 978-7-5690-7498-7

Ⅰ. R720.597

中国国家版本馆 CIP 数据核字第 2025A3E215 号

书　　　名：儿童意外伤害那些事儿
　　　　　　Ertong Yiwai Shanghai Naxie Shir
主　　　编：彭文涛　何　英　王晓琴
丛 书 名：华西医学科普丛书

选题策划：许　奕　倪德君
责任编辑：倪德君
责任校对：吴连英
装帧设计：叶　茂
责任印制：李金兰

出版发行：四川大学出版社有限责任公司
　　　　　地址：成都市一环路南一段 24 号（610065）
　　　　　电话：(028) 85408311（发行部）、85400276（总编室）
　　　　　电子邮箱：scupress@vip.163.com
　　　　　网址：https://press.scu.edu.cn
印前制作：四川胜翔数码印务设计有限公司
印刷装订：成都市新都华兴印务有限公司

成品尺寸：146mm×208mm
印　　张：5.75
字　　数：155 千字

版　　次：2025 年 3 月 第 1 版
印　　次：2025 年 3 月 第 1 次印刷
定　　价：48.00 元

本社图书如有印装质量问题，请联系发行部调换

扫码获取数字资源

四川大学出版社
微信公众号

编委会

序　言

　　儿童意外伤害指由无法预料或未引起重视的原因对儿童身体造成的损伤或死亡。意外伤害这个无声的儿童"健康杀手"已经成为我国 0～14 岁儿童的首要死因，其所致死亡人数甚至超过了四种儿童常见疾病所致死亡人数的总和。意外伤害已被公认为重大的公共卫生问题。

　　儿童天生好奇心强、活泼好动，他们对世界充满探索欲望，但同时因为对危险因素的识别和防范能力不足，成为意外伤害的高发群体。意外伤害常被认为是"意想不到"的，然而，90% 的儿童意外伤害是可以预防的，且防胜于治。在儿童的安全防护网中，父母的照护安全意识是最为关键的一环。

　　《儿童意外伤害那些事儿》是一本基于生活场景案例探讨儿童意外伤害问题的科普书籍。本书从跌倒、交通伤害、溺水、急性中毒、动物伤害、烧/烫伤、窒息及其他伤害等八大主题，系统分析人、物和环境风险点，探索儿童意外伤害发生的相关因素，不仅关注"如何做"，更关注"为什么"。书中介绍的每种儿童意外伤害都有具体案例，通过案例分析让读者深刻理解意外伤害背后的复杂性，从而更加有效地预防和应对。希望本书能为儿

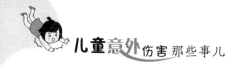

童、家长、教师及所有关心儿童安全的人士提供实用的指南，不仅能从中获得知识，更能将这些知识转化为行动，为儿童安全筑起一道坚固的防线。

希望本书可以促使更多人关注儿童安全问题，激发大众共同参与儿童意外伤害防控，通过我们的共同努力为儿童创造一个更加安全、健康的成长环境。愿每位儿童都能在安全的环境中快乐成长！

2024 年 12 月 3 日

目录 contents

第一章 跌 倒

第一节 室内跌倒

 案例导入

某 1 岁 3 个月男孩在家中练习走路时不慎摔倒，后脑勺着地，家人将其抱起安抚后停止哭闹。随后孩子出现呕吐现象，家长误以为是进食过多导致消化不良，未引起重视。孩子继而出现精神差、意识不清的症状，家长将孩子送往医院就诊，检查后发现孩子颅内出血。

问题：

（1）儿童为什么会发生跌倒？家中存在哪些风险点？

（2）应如何紧急处理儿童室内跌倒伤害？

一、常见风险点

1. 个人风险点

婴幼儿和学龄前儿童的运动能力及认知水平尚未发育成熟，对周围环境充满好奇心，对危险的认知不足，较其他年龄段有更高的跌倒风险，更容易在家中发生跌倒。常见的不安全行为：攀

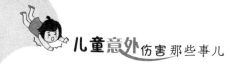

爬凳子、桌子、床等家具，在沙发、桌子、床等处蹦跳，在家跑跑跳跳，在儿童椅上站立，随地乱扔玩具。

2. 致伤因子风险点

家中地板坚硬，无缓冲物。

3. 环境风险点

家中光线昏暗，地面存在水渍，浴缸或浴室等湿滑处无扶手及防滑垫，家中楼梯无扶手，婴幼儿床无护栏，楼梯处放置障碍物，过道存在杂物、绳索等易致跌倒物品（如牵拉于地面的插线板、绳索等），将婴幼儿独自留在换尿布的桌子上/无护栏的床上/沙发上等高处，儿童在玩耍过程中无家长看护。

二、常用预防策略

1. 与监督相关的策略

不要将婴幼儿独自留在换尿布的桌子上/无护栏的床上/沙发上等高处。注意监控儿童的攀爬行为，告知儿童不要进行攀爬物体、在高处蹦跳及站立等不安全活动，告知儿童应将玩具及时收纳归位。儿童玩耍过程中需有家长看护。

2. 改变环境的策略

在地板上放置地毯，铺平地毯并去除毛边；在浴室、厕所等湿滑地面铺设防滑垫；及时擦干地面的水渍；家中楼梯要安置扶手；楼梯处要安置儿童安全门并随时将门关上；婴幼儿的床要安置护栏；当儿童坐在高处时要时刻在旁边看护；最好让儿童坐在有安全带的儿童座椅上；当儿童坐在椅子上时，教育他不要站在椅子上；婴幼儿学步时需戴上头部护具，跌倒时可起保护作用。

三、常见表现及急救处理

1. 瘀伤

严禁揉搓受伤部位，可予以冷敷进行镇痛、止血和消肿。24小时后可用热毛巾敷受伤部位，加速患处血液循环，促进散瘀；表皮擦伤可用碘伏消毒；开放性伤口应及时止血，送医治疗。

2. 骨折

如果无肉眼可见外伤，注意观察肢体活动情况，肢体不能活动时应警惕局部骨折。怀疑骨折时尽量不要移动受伤肢体，非必要勿自行搬动儿童，以防加重骨折，应立即拨打120急救电话，交由医务人员处理。

3. 颅脑损伤

如果头部损伤，虽无肉眼可见外伤，也应注意观察有无眼神发直、嗜睡、喷射状呕吐、走路摇晃、抽搐、意识不清等情况。如果出现上述情况，提示可能有颅脑损伤，需立刻送医治疗。

 案例分析

扫一扫，
观看视频

如何预防儿童室内跌倒？

案例中的1岁3个月男孩处于学步期，肌肉力量不足，平衡能力较差，走路容易发生跌倒。再加上家中地板坚硬、家长未给孩子穿防护用具、对跌倒伤害认识不足等因素，导致儿童跌倒受伤。那么，如何预防儿童室内跌倒？

1. 与监督相关的策略

（1）儿童行走过程中家长应时刻关注其行走情况，在儿童失去平衡时及时给予帮助。

（2）家长应引导儿童在室内的动作，教育孩子不在室内乱跳。

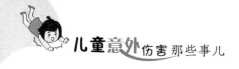

2. 改变环境的策略

（1）儿童学步过程中家长要给予适当支撑，如牵着儿童的手，让他扶着家具或推车学步。

（2）保持环境安全，避免室内地面存在水渍，及时清除儿童行走区域的障碍物。

（3）学步儿童跌倒后易损伤头部，学步时可戴上头部护具。

（4）给学步儿童穿适宜且具有防滑功能的鞋子。

（刘亚玲）

第二节 户外跌倒

 案例导入

乐乐是一名5岁的男孩，非常喜欢到户外游玩。周末，爸爸妈妈带他去公园玩，乐乐在追逐其他小朋友时不小心踩到一颗隐藏在草坪里的小石头，身体失去平衡跌倒在地。乐乐感到膝盖疼痛，发现膝盖破皮渗血，"哇哇"大哭。乐乐的爸爸妈妈听到哭声立刻跑过来查看情况。

问题：

（1）儿童为什么会在户外跌倒？户外存在哪些风险点？

（2）应如何紧急处理儿童户外跌倒伤害？

一、常见风险点

1. 个人风险点

儿童由于生理、心理特点，认知水平及运动能力尚未发育成熟，兼之大多活泼好动，缺乏行为控制能力，易发生跌倒。学龄前期儿童、学龄期儿童更易在户外跌倒。常见的不安全行为：不遵守安全规则，攀爬未经许可的区域；粗心大意，对周围环境安全评估不到位；使用不合适的装备进行户外活动，如鞋子尺码不合适等；家长看护不到位等。

2. 致伤因子风险点

户外环境复杂多变，地面有障碍物，地表坚硬。

3. 环境风险点

①地面湿滑：户外的地面会因为雨水、露水等变得湿滑，特别是在山地、森林等复杂地形中；②地形复杂：户外的地面可能崎岖不平，如有陡峭的山坡；③光照不足：光照不足导致视线不清，无法及时发现地面障碍物或地形变化；④地面的障碍物：户外地面存在树根、石头、坑洼等障碍物，儿童极容易被绊倒；⑤气候变化：在大风、大雾、雨雪等恶劣天气，儿童极易在户外跌倒。

二、常用预防策略

1. 与监督相关的策略

家长确认现场环境安全、光照充足，放手不放眼，全程监护儿童；进行爬山等跨越障碍物的活动时，家长必须全程协助；地面湿滑时家长可与儿童牵手前行；参加户外活动时应及时补充水分和能量，携带基本急救用品。

2. 改变环境的策略

参加户外活动前应了解目的地的地形和天气等情况，选择适合的路线和活动方式；选择尺码合适且有防滑功能的鞋子、护具；进行户外活动时要观察周围环境，避开障碍物和坑洼；清理环境中会造成跌倒的危险物品，如石头、水渍、果皮等。

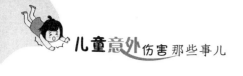

三、常见表现及急救处理

参见本章第一节"室内跌倒"。

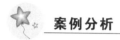

如何预防儿童在户外跌倒？

案例中的 5 岁男孩处于学龄前期，活泼好动，缺乏行为控制能力，存在较高的跌倒风险；公园地面崎岖不平，有草地、石头等障碍物；家长未全程看护，最终导致其在公园跌倒。那么，如何预防儿童在户外跌倒？

1. 与监督相关的策略

（1）儿童活动过程中家长应时刻关注周围环境安全，在有跌倒风险环境中给予协助。

（2）家长应学习户外活动中相关安全知识，并讲给儿童听。

（3）采用适当的形式教会儿童自我监督，让他们知晓如何避免跌倒高危行动。

2. 改变环境的策略

（1）在儿童进行户外活动时给予协助，如牵着儿童的手、活动前带儿童热身。

（2）注意环境安全，引导儿童绕行地面湿滑及崎岖不平路段，及时提醒儿童活动区域的障碍物，让儿童在光线充足的平坦区域活动，并清理环境中可能导致跌倒的危险物品。

（3）让儿童穿戴合适的护具，如护膝、护肘、头盔等。

（4）给儿童穿尺码合适且有防滑功能的鞋子。

（贾小利）

第三节 高层建筑坠落事故

 案例导入

某日，一场惊心动魄的救援在某小区天台上演，让人们胆战心惊。一名9岁的男孩与几个小伙伴在15层楼高的天台上玩耍，意外失足坠落身亡。

问题：

（1）儿童为什么会发生高层建筑坠落事故？高层建筑存在哪些坠落相关风险点？

（2）应如何紧急处理儿童高层建筑坠落伤害？

一、常见风险点

1. 个人风险点

儿童由于生理、心理特点，对自己行为的控制能力有限，同时对于高处具有强烈的好奇心和探索欲望，一般无恐高心理，没有认识到在高处玩耍的风险，极易导致高层坠落事故的发生。

2. 致伤因子风险点

高层建筑物与地面之间落差大，地面坚硬。

3. 环境风险点

①建筑物：如外墙有悬挂物、搁置物，无防护设施，通风竖井、管道未封闭等；②自然原因：支撑结构老化或灾害（如地震、大风）；③人为因素：儿童无家长看护。

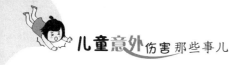

二、常用预防策略

1. 与监督相关的策略

不要让儿童独自在高层顶楼或阳台玩耍；儿童在顶楼玩耍期间家长要全程看护；无看护能力的人不能单独看护儿童；家长要教育儿童在玩耍时不要爬高，不翻越围墙、栏杆等。

2. 改变环境的策略

及时清理高层阳台或顶楼的悬挂物、搁置物；建筑物顶楼要修建安全围墙或安装防护栏；高层阳台要安装防护设施；有风险点的地方要设置警示标识；及时修葺老化的支撑结构；通风竖井、管道合理封闭，避免儿童失足坠落。

三、常见表现及急救处理

高处坠落伤指人从高度超过自身身高 2 倍的地方掉落，在重力加速度作用下，四肢、胸部、颈部、头部等部位及组织、器官等均可能遭受严重损伤，伤员往往病情危急，预后较差，甚至直接威胁生命安全。发生高层建筑坠落事故时，建议立即拨打 120 急救电话，待医务人员到场急救，勿随意搬动伤员，以免造成二次伤害。

 案例分析

如何预防儿童高层建筑坠落事故？

案例中的 9 岁男孩处于学龄期，智力发育逐渐成熟，认为自己已经长大，可以保护自己，希望以区别于学龄前儿童的方式探索世界。再加上家长看护不到位，导致男孩意外从高层建筑坠落身亡。那么，如何预防儿童高层建筑坠落事故？

1. 与监督相关的策略

（1）儿童在高层建筑附近活动时必须采取严格的安全措施。

（2）家长需密切关注儿童的活动，确保其不存在导致坠落的风险。

（3）家校加强对儿童的安全教育。

2. 改变环境的策略

（1）设计和规划建筑时需考虑儿童安全，如安装防护设施、限制天台通道和窗户开启等。

（2）高层阳台的窗户需安装儿童锁或加装防护设施。

（3）在醒目位置设置警示标识。

（贾小利）

第四节　电梯坠落事故

 案例导入

某 7 岁男孩乘坐电梯时在电梯内不断蹦跳，数秒后电梯震动并发生故障，停在 5 楼、6 楼中间。电梯停止运行后男孩不断用手扒拉电梯门，打开电梯门后他又尝试从电梯轿厢与电梯井壁的空隙里爬出来，结果掉进电梯井坠亡。

问题：

（1）电梯发生故障与该儿童的行为有无关系？

（2）遇到电梯故障应如何正确自救？

一、常见风险点

1. 个人风险点

电梯发生故障时高估自己的自救能力；缺乏紧急呼救知识；

遇险时慌乱。常见的不安全行为：在厢式电梯内外踢踹或试图强行打开电梯门；在厢式电梯内嬉戏玩耍、打闹、跳跃；在厢式电梯运行中或关门过程中进出电梯厢；乘坐电梯时分心，在未看清电梯厢是否停靠在本层的情况下盲目进入；乘坐厢式电梯时身体倚靠电梯门。

2. 致伤因子风险点

电梯门设计不合理，儿童可扒开。

3. 环境风险点

儿童在无家长看护的情况下独自乘坐电梯；物业未及时处理故障电梯并安抚受困人员；电梯内信号不佳，发生故障时与外界联系不便；电梯防水性差。

二、常用预防策略

1. 与监督相关的策略

不要让儿童独自乘坐电梯。教会儿童正确乘坐厢式电梯；禁止在厢式电梯内嬉戏玩耍、打闹、跳跃；厢式电梯运行中或关门过程中禁止进出电梯厢；待确认厢式电梯停靠在本层后再进入；勿将身体倚靠电梯门。

2. 改变环境的策略

在电梯内采用动画或宣传画的形式告知遇到电梯故障的正确自救方法；改变电梯设计，电梯故障停运时自动启动报警装置通知电梯管理人员；增强电梯厢的防水性；给儿童配备儿童手机或电话手表，方便其遭遇电梯故障时求救。

三、常见表现及急救处理

1. 瘀伤

严禁揉按受伤部位，可予冷敷进行镇痛、止血和消肿。24小时后可用热毛巾热敷受伤部位，加速受伤部位血液循环，促进散瘀；表皮擦伤可用碘伏消毒；开放性伤口应及时止血，立刻送医治疗。

2. 骨折

如果无肉眼可见外伤，注意观察肢体活动情况，肢体不能活动时应警惕局部骨折。怀疑骨折时尽量不要移动受伤肢体，非必要勿自行搬动伤员，以防加重骨折。应立即拨打 120 急救电话，交由医务人员处理。

3. 颅脑损伤

如果伤及头部，虽无肉眼可见外伤，也应注意观察有无眼神发直、嗜睡、喷射状呕吐、走路摇晃、抽搐、意识不清等情况。如果出现上述情况，提示可能有颅脑损伤，需立刻送医治疗。

4. 开放性伤口

位于四肢的出血口，可采用止血带止血法，在出血口以上 10cm 处缠绕毛巾或绷带，将止血带缠绕在覆盖有毛巾或绷带的肢体上并打结。止血带不应缠绕太松或过紧，以血液不再流出为宜。其余部位伤口可采用压迫止血法，用无菌纱布或清洁的毛巾、衣物、围巾等直接按压出血部位，以达到止血目的。同时立即拨打 120 急救电话。

 案例分析

如何预防儿童电梯坠落事故？

案例中的 7 岁男孩处于学龄期，学习及动手能力强，模仿能力强，但认知发育不成熟，对于很多危险情况无法正确判断，对新事物有强烈的好奇心，容易模仿别人或影视剧情节。此外，家长看护不到位，缺乏安全知识。这些都是导致男孩发生电梯坠落事故的原因。那么，如何预防儿童电梯坠落事故？

1. 与监督相关的策略

（1）对儿童进行安全教育。

（2）家长应教会儿童正确的电梯故障自救方法，告知不能自行攀爬电梯。

（3）家长不应让低龄儿童独自乘坐电梯。

2. 改变环境的策略

（1）物业增强电梯管理，在电梯出现故障时应主动给予受困者安抚及帮助。

（2）电梯内、小区里有为低龄儿童普及常见意外事故及自救方法的宣传画。

（3）对于生活或影视剧中出现的危险行为或动作，家长应引导儿童正确认识，不可模仿。

（4）在电梯内采用动画或宣传画的形式告知电梯故障的正确自救方法。

（5）给儿童配备儿童手机或电话手表，方便其遭遇电梯故障时求救。

（刘亚玲）

第五节 户外高处坠落事故

 案例导入

11 岁的男孩程程与妈妈在游乐场玩耍，体验高空项目"步步惊心"。程程显得十分激动，工作人员刚为他穿戴好安全装置，还没有调节松紧度，程程就匆忙出发了。行进过程中程程不小心一脚踩空坠落在地。原来由于出发前安全装置松紧度没有调整到位，从两侧胳膊套上去的安全装置与程程身体不贴合，导致程程踩空时双臂上扬，安全装置完全没起作用，他整个人一下子就脱离安全装置而坠落。经初步诊断，程程腰椎、胸椎骨折，头皮裂伤。

问题：

（1）儿童为什么会发生户外高处坠落事故？户外存在哪些高处坠落风险点？

（2）如何预防儿童发生户外高处坠落事故？

一、常见风险点

1. 个人风险点

儿童随着年龄增长，户外活动时间增加及活动半径逐渐增大，探索周围世界的好奇心也不断增强，加之他们进行户外活动时安全防范意识薄弱，儿童户外高处坠落事故时有发生。儿童头颅占比较成年人大、坠落时身体重心移向头侧、坠落过程缺乏保护性反应，常导致头部最先着地。男童大多较女童好动，行为相对较鲁莽，更易发生户外高处坠落事故。

2. 致伤因子风险点

坠落高度、着地方式及体重是高处坠落的决定性致伤因子。

3. 环境风险点

①爬山、爬树、攀岩等高空娱乐项目均是户外高处坠落的风险点；②家长对户外高处坠落的安全防护意识不足；③游乐场所安全防护措施不力、工作人员安全防护措施落实不到位。

二、常用预防策略

1. 与监督相关的策略

预防户外高处坠落的首要措施是防患未然。儿童参加户外活动时家长首先要判断活动环境是否安全，活动项目是否有足够的安全防护措施，做到"没有安全防护措施"不让儿童参与、"安

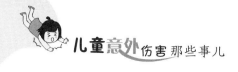

全防护措施不到位"不让儿童参与。加强对儿童的安全风险意识教育，防范此类事故发生。为防止儿童安全评估不到位，参加户外高空活动时最好有成年人陪同。

2. 改变环境的策略

增强防范意识，加强设备的安全：①游乐场所、公园的游乐设备要定期检查、保养，保证设备使用安全。②游乐场所、公园要加强儿童的安全意识引导，玩游戏前告知儿童应该注意的安全事项。③提供安全防护措施。④确保安全防护措施落实到位，设置警示标识或提醒措施。⑤加强对游乐场所、公园的安全监管。

三、常见表现及急救处理

参见本章第三节"高层坠落事故"。

 案例分析

如何预防儿童户外高处坠落事故？

案例中的 11 岁男孩程程处于学龄期，对外界充满好奇心，生性好动，喜欢攀爬，但对外界风险的辨别能力不足，程程妈妈及游乐场工作人员对儿童高处坠落事故的防范意识不足，导致程程的安全装置没有发挥保护功能，造成意外损伤。那么，如何预防儿童户外高处坠落事故？

1. 与监督相关的策略

（1）家长及游乐场所管理人员加强高处坠落安全意识。

（2）告知儿童做好防护措施，使其知晓坠落风险相关知识。

2. 改变环境的策略

（1）提供安全防护措施。

（2）确保安全防护措施落实到位，设置警示标识或提醒措施。

（黄红玉）

第二章　交通伤害

第一节　停车场碾压伤

 案例导入

　　某 3 岁男孩与爸爸妈妈驾车至公园游玩。到达停车场后，男孩与妈妈下车，趁妈妈在汽车后备箱拿取物品时跑至另一停车位蹲下玩耍。碰巧一辆轿车倒车进入该停车位，男孩被撞倒后卷入车底，车轮从他的双下肢碾压而过。爸爸妈妈将男孩送往医院就医，经诊断，男孩的双下肢损伤严重。

　　问题：

　　（1）儿童为什么会发生停车场碾压伤？停车场中存在哪些风险点？

　　（2）应如何紧急处理儿童碾压伤？

一、常见风险点

1. 个人风险点

　　儿童的身高较矮，容易处于驾驶人员的视野盲区。此外，儿童的感官系统发育不完善，对视觉和听觉信息的整合能力有限，不能及时识别危险因素。儿童的认知能力有限，难以对所处的交通环境做出安全判断。

2. 致伤因子风险点

车辆的性能较差，驾驶人员驾驶技术不熟练，停车场设施不完善。

3. 环境风险点

停车场车流量大；地下停车场光线较暗；驾驶人员未仔细评估停车场环境；停车场标识不当；家长看护不到位，交通伤害意识薄弱。

二、常用预防策略

1. 与监督相关的策略

加强对儿童家长的宣传，增强他们对交通伤害的认识，督促他们以身作则；家长加强对儿童的看护力度，并教育儿童不能在停车场玩耍、乱跑等，指导儿童对交通伤害风险进行识别；对停车场管理人员进行监督，督促停车场完善相关标识的管理，增强警示作用。

2. 改变环境的策略

车辆设计时应考虑儿童身高的特殊性会增加视野盲区的风险。停车场环境一般较为拥挤，车流量大、空间小，应设置醒目的警示标识予以提醒。家长停车时应选择空间相对开阔的停车位，并看护好儿童。

三、常见表现及急救处理

1. 解除碾压

汽车碾压一般会对儿童造成严重损害，如粉碎性骨折、失血过多，甚至危及生命。当发现有儿童发生碾压伤后，首要任务是解除伤员的受碾压状态，避免其继续受到损伤。同时立即拨打120急救电话，等待医务人员到来。解除碾压后，若环境安全，

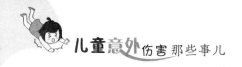

建议不要轻易挪动伤员，以免造成二次伤害。

2. 专业救助

医务人员会对伤员进行快速评估，判断受伤部位及程度。如果肢体出现断离，要及时保护断肢；用绷带、纱布等医疗物品进行加压止血（初步处理），然后将伤员送往医院进一步救治。

 案例分析

如何预防儿童发生停车场碾压伤?

案例中的 3 岁男孩处于幼儿期，认知能力有限，对危险的认识不足，且好奇心强、活动量大。此外，家人看护不到位，停车场车流量大、视野差、环境复杂，导致该儿童受到碾压伤。那么，如何预防儿童发生停车场碾压伤？

1. 与监督相关的策略

（1）家长应时刻关注儿童在停车场的活动，并注意规范其行为，加强看护力度。

（2）加强家长对停车场碾压伤风险的意识，提高自身安全防范意识，告知儿童交通安全相关知识。

2. 改变环境的策略

（1）加强驾驶人员的安全意识，加强在停车场等特殊场地的安全巡查。

（2）停车场应规范设置警示标识。

（唐发娟）

第二节　道路车祸伤

 案例导入

中午 11 时许，某下桥路段，两名 5 岁儿童在路边嬉戏打闹，

甚至躺在道路中间玩耍。一辆黑色轿车转弯驶来，一名儿童发现车辆后立即起身跑开，被车撞倒；另一名儿童躲避不及，躺在地面遭到车辆碾压，导致左腿骨折。

　　问题：

　　（1）儿童为什么会发生道路车祸伤？

　　（2）如何避免儿童发生道路车祸伤？

一、常见风险点

1. 个人风险点

　　儿童处于生长发育阶段，身体相对较柔软，与成年人相比更脆弱；儿童身材矮小，不容易看到车辆或被驾驶人员看到；儿童交通安全意识不足，对周围的听觉和视觉信息的综合处理能力有限，可能错过关键的危险提示。常见的不安全行为：在道路上嬉戏打闹、横穿马路、闯红灯、与机动车抢道，以及不戴头盔骑乘机动车、非机动车。

2. 致伤因子风险点

　　车辆刹车性能差，车辆超速或超载行驶，车辆驾驶存在盲区。

3. 环境风险点

　　未为儿童提供安全并有专人监护的活动场所；学校附近无强制限速措施；道路较窄或未考虑道路沿线可能建设的各类机构（如学校）；道路规划未综合考虑周边儿童的出行需求，未规划非机动车道和人行横道、过街天桥和道路照明设施；学校周边道路未设置一系列安全标志，未设置安全上下车地点和安排路口监护人员；儿童缺乏成年人看护；车辆缺乏自动紧急刹车系统或系统不灵敏；驾驶人员未集中注意力、驾驶技术不成熟、酒驾等。

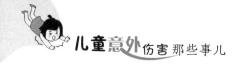

二、常用预防策略

1. 与监督相关的策略

看护低龄儿童，家长与儿童的距离要伸手可及，家长要专心看护、不可分心；针对不同年龄段的儿童，告知其对应的交通安全知识，帮助其识别并规避特定的道路交通危险，重点教育儿童步行时不追逐打闹，骑行时不并排行进、不占用机动车道、不超速、不逆行，集中注意力，小心车辆；注意监控儿童（≥12岁）骑行非机动车的行为；在学校周边等儿童密集出行区域的路口，组织人员监督、保障儿童安全有序地穿行马路。

2. 改变环境的策略

鼓励有条件的地区配备校车接送儿童上下学，并依据法律法规加强校车管理；制定骑乘非机动车佩戴头盔的法律法规，并加强执法监督；对学校周边的道路设立 30km/h 的最高限速；设立酒驾检查点，执行随机呼气酒精测试，加强酒驾执法；道路"电子眼"抓拍驾驶时接打电话、观看视频等妨碍安全驾驶的行为；完善道路安全设施建设，如红绿灯、减速带、人行横道、过街天桥等；研发更先进的自动紧急刹车系统并应用于车辆。

三、常见表现及急救处理

1. 头面部创伤和昏迷

清理伤员口腔血块和异物，保持呼吸道通畅；将伤员的头部偏向一侧，防止呼吸道堵塞造成窒息。

2. 出血

可将身上的衣物撕成布条，对出血的伤口进行局部压迫止血。

3. 骨折

如果无肉眼可见外伤，注意观察肢体活动情况，肢体不能活动时应警惕局部骨折。怀疑骨折时尽量不要移动受伤肢体，非必要勿自行搬动伤员，以防加重骨折，应立即拨打 120 急救电话，交由医务人员处理。

4．颅脑损伤

如果伤到头部，虽无肉眼可见外伤，也应注意观察有无眼神发直、嗜睡、喷射状呕吐、走路摇晃、抽搐、意识不清等情况。如果出现上述情况，提示可能有颅脑损伤，需立刻送医治疗。

5．腹部创伤

应将内脏尽量维持在脱出部位，可用容器扣在腹壁上。不可将脱出的内脏放回腹腔，以免造成腹腔感染。

 案例分析

扫一扫，
观看视频

如何预防儿童道路车祸伤？

案例中的两名儿童处于学龄前期，活泼好动，喜欢奔跑打闹、爬高攀低等，对于危险的认知较差且自身的保护能力较弱，容易发生意外伤害。此外，道路转弯处缺少警示标识，驾驶车辆存在盲区。这些原因导致儿童容易遭遇道路车祸伤。那么，如何预防儿童道路车祸伤？

1. 与监督相关的策略

（1）任何措施都不能代替家长的看护，应避免低龄儿童独自玩耍，尤其是独自在道路上玩耍。

（2）加强家长的交通安全意识。

（3）家长应告知儿童，无论如何都不可到道路上玩耍，提高儿童的安全意识。

（4）驾驶人员驾驶车辆时注意观察。

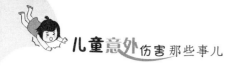

2. 改变环境的策略

（1）设置道路警示标识。

（2）为儿童提供安全的游乐场所，避免他们在道路上追逐打闹。

（王丹）

第三节　乘车事故

 案例导入

李女士送 7 岁的儿子小杰去上学时，因为赶时间没有让小杰坐儿童安全座椅，而是让他独自坐在车辆后排的座位上，甚至没有给他系上安全带。在一个繁忙的十字路口，李女士试图抢在红灯亮前通过路口，结果与一辆直行货车发生碰撞。小杰在撞击的瞬间被甩出座位，头部受到严重撞击造成颅脑损伤，需要长时间康复治疗。

问题：

（1）儿童为什么会发生乘车事故？乘车存在哪些风险点？

（2）应如何紧急处理乘车事故伤害？

一、常见风险点

1. 个人风险点

儿童天性好奇、活泼，可能会在车内乱动、解开安全带、打开车门。这些行为都可能增加乘车事故的风险。家长因为赶时间、分心等而忽视儿童的安全，如未安装儿童安全座椅、未系安全带、未检查安全带的紧固情况等。

2. 致伤因子风险点

车辆内部因素：车辆内部的某些结构，如安全气囊、座椅设计等不适合儿童，甚至可能对儿童造成伤害。车辆外部因素：如其他车辆的碰撞、路面不平整等，都可能对乘车儿童造成伤害。

3. 环境风险点

道路状况、天气情况等可能对行车安全造成影响，如雨雪天气可能导致路面湿滑，增加行车风险。

二、常用预防策略

1. 与监督相关的策略

（1）增强安全意识：通过教育和宣传，提高家长和儿童对乘车安全的认识，增强安全意识。家长应明确乘车事故的风险点，遵守交通规则，谨慎驾驶，不抢道；禁止儿童将身体探出车窗及天窗，禁止在车内打闹。

（2）使用儿童安全座椅：儿童安全座椅是专为儿童设计的乘车安全装置，可以有效降低儿童在车辆碰撞时的受伤风险。家长应根据儿童的年龄和体重选择合适的儿童安全座椅。一般来说，婴儿应使用后向式儿童安全座椅，直到他们达到特定年龄或体重标准。根据身高和体重调整儿童安全座椅的位置，确保儿童处于正确的姿势，头部应与座椅的顶部对齐，膝盖和脚应位于座椅之间，而不是悬空。肩带应正确固定儿童身体，避免勒住儿童脖子或脸部。

（3）系好安全带：对于年龄较大或身高较高的儿童，应确保安全带适合其身高和体型。家长应定期检查安全带的紧固情况，确保其有效和可靠。

（4）提高应急反应能力：家长应提高应急反应能力，遇到突发情况时能够迅速做出判断和应对。

2. 改变环境的策略

（1）提高车辆安全性：选择安全性较高的车辆，如选择配备有稳定控制系统、刹车辅助系统、气囊等安全装置的车辆。这些装置可以在事故发生时减少碰撞的能量，降低伤害程度。

（2）定期检查车辆：定期对车辆进行安全检查和维护，确保车辆处于良好的运行状态，包括刹车系统、轮胎磨损情况、灯光系统等方面的检查。此外，需要及时更换损坏的零部件。

（3）遵守交通规则：家长应遵守交通规则，如红灯停车、限速行驶、礼让行人等。遵守交通规则可以减少与其他车辆发生碰撞的风险，保护乘车儿童的安全。

（4）避免分心驾驶：家长在驾驶时应保持专注，避免分心。不应使用手机、吃东西或与其他乘客进行过多交流，以免分散注意力，增加事故风险。

（5）减缓车速：在行驶过程中适当减缓车速可以在事故发生时减少碰撞的能量。特别是在繁忙的交通路段、学校附近或居民区等地方更应注意控制车速。

三、常见表现及急救处理

1. 瘀伤

严禁揉搓受伤部位，可予冷敷进行镇痛、止血和消肿。24小时后用热毛巾敷受伤部位，加速患处血液循环，促进散瘀；表皮擦伤可用碘伏消毒；开放性伤口应及时止血，立刻送医治疗。

2. 骨折

如果无肉眼可见外伤，注意观察肢体活动情况，肢体不能活动时应警惕骨折。怀疑骨折时尽量不要移动受伤肢体，非必要勿自行搬动伤员，以防加重骨折。应立即拨打120急救电话，交由医务人员处理。

3. 颅脑损伤

如果伤到头部，虽无肉眼可见外伤，也应注意观察有无眼神发直、嗜睡、喷射状呕吐、走路摇晃、抽搐、意识不清等情况。如果出现上述情况，提示可能有颅脑损伤，需立刻送医治疗。

 案例分析

如何预防儿童乘车事故？

案例中的 7 岁儿童处于学龄期，安全风险防范能力有限。加之家长疏忽大意，未要求儿童坐儿童安全座椅，也未给他系安全带，开车未遵守交通规则，导致车祸发生。那么，如何预防儿童乘车事故？

1. 与监督相关的策略

（1）车上配备儿童安全座椅。

（2）乘车时不能怀抱儿童。

（3）观察儿童在车上的危险行为并及时阻止。

2. 改变环境的策略

（1）做好车辆安全检查及维护保养。

（2）严格遵守交通规则。

（陈任译）

第四节　骑行伤害

 案例导入

某 11 岁男孩自行使用手机在小区外扫码解锁了一辆共享单车来练习骑行，练习一段时间后觉得自己技术过关，于是将共享单车骑到人行道上。骑行过程中他因技术不佳与人行道上的行人发生碰撞后摔倒，其会阴部撞在车把手上，感觉疼痛难忍，送往医院后诊断为骑跨伤。

问题：

（1）什么是骑行伤害？

（2）应如何紧急处理儿童骑行伤害？

一、常见风险点

1. 个人风险点

未满 12 岁的儿童判断能力低、反应速度较慢、身体力量不足，难以处理复杂情况；骑行时状态不佳；对来往车辆观察不够、忽视警示标识；骑行技术不佳。常见的危险骑行行为：超速骑行、骑行时看手机、逆行、闯红灯、单手骑行、戴耳机骑行、骑车带人、携带超标物品、在交叉路口抢行、在路口路段猛拐/横行穿越、骑行时互相追逐。

2. 致伤因子风险点

骑行路面坚硬及不平整。

3. 环境风险点

车辆方面：骑行的车辆刹车或零部件松动；骑行的车辆不符合国家标准。儿童方面：在人行道或机动车道骑行；骑行时未佩戴头盔，或虽佩戴头盔但佩戴不规范；在道路不平、照明不佳等道路骑行；雨天骑行。管理方面：非机动车道设计存在问题，如非机动车道过窄、与机动车道交叉过多，穿越街道需绕行太远、交通标志不明显、停车设施不完善、未考虑非机动车的特点；缺乏专门针对电动自行车骑行人准驾条件、安全保护设施的相关规定；共享单车/电动车注册手续简单，未对 12 岁以下儿童履行警示义务。

二、常用预防策略

1. 与监督相关的策略

禁止 12 岁以下儿童在道路上骑行；12 岁以下儿童在非道路区域骑行时必须有家长看护；对于骑行的儿童，家长应进行骑行前的安全教育，杜绝危险的骑行行为。

2. 改变环境的策略

道路不平、照明不佳、雨天等不良环境要拒绝骑行；促进共享单车/电动车注册手续完善，杜绝 12 岁以下儿童通过共享单车/电动车途径获取骑行工具；在骑行工具醒目位置标明"未满12 周岁禁止使用"的警示标识；学校和家长一起组织落实公安部在全国开展的"一盔一带"安全守护行动，强化正确佩戴安全头盔的观念；家长在购买儿童安全头盔时应注意选择适合儿童头围和头型的安全头盔；加强学校附近的公交车交通辐射，降低儿童骑行上学的概率。

三、常见表现及急救处理

1. 瘀伤

严禁揉搓受伤部位，可予冷敷进行镇痛、止血和消肿。24小时后可用热毛巾敷受伤部位，加速患处血液循环，促进散瘀；表皮擦伤可用碘伏消毒；开放性伤口应及时止血，立刻送医治疗。

2. 骨折

如果无肉眼可见外伤，注意观察肢体活动情况，肢体不能活动时应警惕局部骨折。怀疑骨折时尽量不要移动受伤肢体，非必要勿自行搬动伤员，以防加重骨折，应立即拨打 120 急救电话，交由医务人员处理。

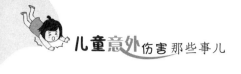

3. 颅脑损伤

如果头部损伤，虽无肉眼可见外伤，也应注意观察有无眼神发直、嗜睡、喷射状呕吐、走路摇晃、抽搐、意识不清等情况。如果出现上述情况，提示可能有颅脑损伤，需立刻送医治疗。

4. 骑跨伤

骑跨伤指会阴及阴道部位撞在硬物上，引起会阴及阴道局部软组织不同形式、不同程度的伤害。处理：①外阴血肿小、无增大，可暂行保守治疗。最初 24 小时内行局部冷敷、压迫，24 小时后改用热敷。②外阴血肿大、有继续出血者，立即拨打 120 急救电话，入院后在麻醉下行血肿清除手术。

 案例分析

如何预防儿童骑行伤害?

案例中的 11 岁男孩处于学龄期，活泼好动，但动作尚不协调，缺乏对安全和危险的正确判断，加之家长看护不到位，导致产生骑行伤害。那么，如何预防儿童骑行伤害?

1. 与监督相关的策略

(1) 12 岁以下儿童禁止在道路上骑行。

(2) 12 岁以下儿童在非道路区域骑行时需有家长陪同。

2. 改变环境的策略

(1) 杜绝 12 岁以下儿童通过共享单车/电动车等途径获取骑行工具。

(2) 可在骑行工具醒目位置标明"未满 12 周岁禁止使用"的警示标识。

（刘亚玲）

第三章　溺　水

第一节　居家溺水

 案例导入

乐乐今年刚满 11 个月。入夏后家里开始使用空调，卧室空调发生故障，出风口出现漏水。由于维修师傅过两天才能上门维修，乐乐爸爸便拿了一个水桶放在床边接空调水。一天晚上，乐乐的爸爸妈妈都睡着了，乐乐半夜醒来爬到床边，由于身体失重头朝下倒栽进水桶里。爸爸妈妈醒来发现乐乐在水桶里，已没了呼吸，急忙将他送到医院。医生告知他们乐乐已经死亡，因为发现得太迟，连抢救的机会都没有了。

问题：

(1) 儿童在家中为什么会发生溺水？家中存在哪些风险点？

(2) 应如何紧急处理儿童溺水？

一、常见风险点

1. 个人风险点

居家溺水多见于 4 岁以下儿童，此期儿童独立性增强，对周

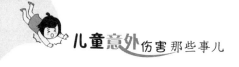

围世界充满好奇心和探索欲望，好跑好动，爱玩水，但他们还不能很好地控制和调节自身行为，且缺乏识别和躲避风险的能力，常常因成年人疏于看护而发生居家溺水。男童较女童更好动，活动范围广，有更多的机会在水中或水边玩耍，故男童居家溺水的危险性明显高于女童。

2. 致伤因子风险点

蓄水容器未加盖；容器中用过的水未及时倒掉；使用与婴儿年龄不相称的过大浴盆或浴缸；浴缸中未放置防滑垫。

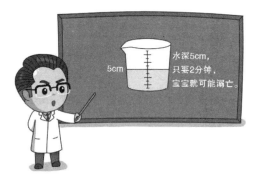

图3-1　室内容器溺水

3. 环境风险点

①居家溺水更易发生也更危险，居家溺水的死亡率超过湖/河中溺水。家中的浴缸、蓄水池、蓄水桶、养鱼设备、泳池是儿童发生溺水的高危地带。②居家溺水的发生主要与家长看护的不连续性有关，如婴儿在浴盆、浴缸内无人看护，或婴儿单独与其他儿童待在浴盆、浴缸内，缺乏监管和看护。儿童居家溺水往往发生在家长忙碌的时候，即家长忙于家务或其他事务时。③家长受教育水平低，家庭人口多，家长对居家溺水认知率低；家长遇险时慌乱，缺乏紧急呼救设施或急救技能。④缺乏隔离水源的屏障。⑤交通不便，妨碍救治。

二、常用预防策略

1. 与监督相关的策略

低龄儿童溺水预防的首要行动是时刻有效看护。看护低龄儿童时首先要判断活动环境是否安全，看护时做到"近距离、不间断、不分心"。不要将低龄儿童单独留在卫生间、浴室或开放的水源边。如果洗澡中途有事必须离开，可以将儿童用浴巾裹好一起抱走。儿童一定要由成年人看护，不能交给未成年人看护。好动的低龄儿童玩水时会发出很多声音，若声音突然消失一定要警惕是否发生溺水。

2. 改变环境的策略

通过围栏或加盖等措施隔离儿童与水体：①家中水缸等蓄水容器应加盖，卫生间马桶应盖好盖子；水井安装汲水泵或加设防护盖。②使用浴盆、浴缸等后应及时将水清空。③卫生间、洗衣房、厨房门应上锁，避免儿童自行进入。④家中泳池安装至少1.2m高的栅栏，栅栏间空隙不超过10cm、离地不超过10cm。

三、常见表现及急救处理

1. 清醒、有呼吸

拨打120急救电话、陪伴、保暖。等待救援人员或送医院观察。

2. 昏迷（呼叫无反应）、有呼吸

拨打120急救电话，清理口鼻异物，取侧卧位，等待救援人员。观察呼吸和脉搏，必要时行心肺复苏。

3. 昏迷、呼吸异常或停止

拨打120急救电话，持续心肺复苏直至呼吸、脉搏恢复，同时等待救援人员。

儿童溺水时千万不要控水，控水会延迟心肺复苏的时间，错

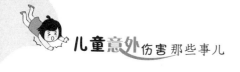

失黄金抢救时间。溺水的黄金抢救时间只有 4 分钟，超过 4 分钟会造成大脑不可逆损伤。此外，控水会让胃内容物反流而致误吸，还可能造成腹腔器官严重损伤。第一时间将儿童抱离水面，通过有效的人工通气迅速纠正缺氧是溺水现场急救的关键。

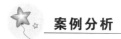 **案例分析**

如何预防儿童居家溺水？

案例中的儿童正处于婴幼儿学步期，生性好动，但缺乏识别和躲避风险的能力，身体协调运动功能尚未发育完全。此外，家长缺乏居家溺水知识，疏于监护，导致儿童溺亡。预防儿童居家溺水有以下策略。

1. 与监督相关的策略

（1）家长应掌握预防居家溺水相关知识和技能，增强风险意识。

（2）家长要做到时刻有效看护，夜间也应注意儿童动静。

（3）不要将儿童单独留在卫生间、浴室或开放的水源边。

2. 改变环境的策略

（1）选用安全的蓄水容器。

（2）蓄水容器应加盖并及时清空。

（3）通过围栏隔离儿童与开放水源。

（彭文涛　陈任译）

第二节　泳池溺水

 案例导入

　　某地区一名 7 岁男孩在游泳池游泳时发生溺水身亡。目击者称，当时男孩溺水的地方位于游泳池的中间区域，水深大约 1.5m，他没有看到男孩挣扎，也没有听见呼救声。现场工作人员虽然在第一时间进行施救，但最终男孩还是不幸身亡。

　　问题：

　　（1）泳池有哪些溺水风险点？

　　（2）如何预防儿童泳池溺水？

　　（3）应如何紧急处理儿童泳池溺水？

一、常见风险点

1. 个人风险点

　　儿童缺少安全玩水的意识，对自己游泳能力判断不足；游泳姿势不正确；存在泳池内高危行为。

2. 致伤因子风险点

　　泳池水位不当、无法及时获得安全装备、未及时发现儿童溺水。

3. 环境风险点

　　泳池未配备救生员；泳池内水温过低；泳池深浅标识不明显，无醒目警示标识；泳池无固定护栏；泳池排水口设置不合理；清洁不彻底导致台阶滑腻；未配备应有的抢救设备；泳池管理不合理造成泳池拥挤。

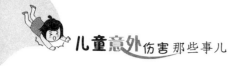
二、常用预防策略

1. 与监督相关的策略

不要让儿童独自待在泳池中，必须有成年人或专业游泳教练在旁边看护；需明确救生员和工作人员是否受过专业培训，能否在紧急情况下及时施救；家长在观察儿童的同时要时刻注意周围环境，确保没有其他安全隐患；提醒儿童不要随意去深水区，根据儿童的游泳能力和年龄为其选择合适深度的水域；不要让儿童过度疲劳，适时休息，避免游泳过程中出现抽筋或其他意外。

2. 改变环境的策略

为儿童选择水温合适、标识清晰、人数合理的泳池；为儿童准备安全、适合儿童体型的游泳装备，扣好所有的扣带避免滑脱。

三、常见表现及急救处理

1. 轻度溺水

轻度溺水表现为溺水儿童吸入少量泳池内液体，有反射性呼吸困难，皮肤正常或稍苍白，意识清楚。这时可将溺水儿童移至开阔场地，进行有效保温等处理，并持续观察溺水儿童情况。如果溺水儿童后续无咳嗽、呼吸异常等情况，可继续观察或送医对其肺部及全身情况进行进一步评估。

2. 中度溺水

中度溺水表现为儿童溺水时间较长，经施救后有剧烈呛咳、呕吐、呼吸急促、皮肤苍白、湿冷，有意识但烦躁不安或意识模糊。这时应立即使溺水儿童脱离泳池环境，第一时间清理其口鼻内可能存在的呕吐物及其他异物后，让溺水儿童仰卧平躺在开阔场地，再进行生命体征评估。如果溺水儿童仍有意识并可进行自主呼吸，应尽快送医或拨打 120 急救电话，在医务人员到达之前密切关注儿童情况变化。

3. 重度溺水

重度溺水表现为儿童溺水时间久，已处于昏迷状态，全身皮肤苍白或青紫、肿胀，四肢厥冷，口腔、鼻腔有血性泡沫。如果消化道有积水，表现为上腹部膨隆。此情况下一旦救援溺水儿童脱离泳池，需立即开始心肺复苏。推荐给溺水儿童的早期心肺复苏步骤是 A−B−C，即呼吸道（airway）—呼吸（breath）—循环（circulation）。首先应快速清理溺水儿童口鼻内可能存在的呕吐物，使其呼吸道通畅，随即将溺水儿童置于仰卧位，进行生命体征评估，同时让附近的人拨打120急救电话。如果溺水儿童无意识，应及时开放呼吸道，观察其有无自主呼吸，如果没有自主呼吸，则先进行5次人工呼吸，并检查其颈动脉搏动情况，如果无脉搏，且溺水时间不足1小时，无明显死亡证据（腐烂、尸斑、尸僵），则开始心肺复苏。按压与人工呼吸次数比，单人施救为30：2，双人施救为15：2，按压频率为100～120次/分。复苏过程中注意评估溺水儿童的面色、大动脉搏动、神志、瞳孔大小和自主呼吸有无恢复，同时积极寻求帮助，及时将溺水儿童转送至附近医院。

 案例分析

如何预防儿童泳池溺水？

案例中的7岁男孩处于学龄期，活泼好动，但动作尚不协调，对危险缺乏正确判断，自救能力不足。此外，泳池水位过深，家长未及时发现儿童溺水，导致儿童溺亡。预防儿童泳池溺水有以下策略。

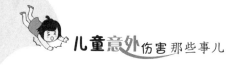

1. 与监督相关的策略

（1）根据儿童的游泳能力和年龄，为其选择合适深度的水域，提醒儿童不要随意跨越水域。

（2）不要让儿童过度疲劳，引导其适时休息。

2. 改变环境的策略

（1）选择水温合适、标识清晰、人员数量合理的泳池。

（2）为儿童准备安全、适合体型的游泳装备，扣好所有扣带。

（高沪）

第三节　湖/河中溺水

 案例导入

案例1：某8岁女孩和同学在公园中的人工湖边玩，同学不小心跌进湖中。女孩迅速下水施救，同学获救，她自己却沉入了水中，被救起后陷入昏迷，送医抢救无效死亡。

案例2：某市3名初中生，暑假期间结伴至河中游野泳。3名初中生均不幸溺亡，去游泳前均未告知其家长。

问题：

（1）湖/河中溺水与泳池溺水有何区别？有哪些危险因素？

（2）如何预防儿童湖/河中溺水？

一、常见风险点

1. 个人风险点

儿童缺少安全玩水的意识，对自己的游泳能力判断不足、游泳姿势不正确或有游泳高危行为；在遇到紧急情况时自救能力弱；对河流、湖泊水域情况观察不清，未注意警示标识或私自穿越进入禁入区域游泳。

2.致伤因子风险点

湖/河中存在水草、垃圾等杂物，水流湍急，底部地形未知。

3.环境风险点

水域条件未知，如水质、水深、水流、污染程度等；水流强劲；水温过低导致儿童失温，影响游泳能力和体力；水域可能存在水草、水生动物、漂浮物等各种环境因素；水域缺乏警示标识、护栏、救生设备等安全设施。

二、常用预防策略

1.与监督相关的策略

增强儿童的安全意识，不要私自在自然水域涉水、游泳；遵守警示标识和安全规定，不要靠近水域边缘；教导儿童正确识别危险，让儿童了解河流的危险性；指导儿童学习基本的游泳技能，提高自救能力；家长和儿童共同学习救援知识。

2.改变环境的策略

在湖/河附近设置明显的警示标识，提醒注意安全，禁止越界游泳或戏水；在易发生溺水事故的区域设置栏杆、铁栅栏等设施，防止儿童靠近危险区域；在湖/河边设置救生圈、救生衣等救生设备；增加警戒人员，加强巡逻和监控力度，及时发现溺水事故并采取救援措施；加强宣传教育，开展防溺水知识的宣传活动，提高儿童对河流安全的认识和重视程度；建立社会应急救援体系，提高应急救援能力。

三、常见表现及急救处理

湖/河中溺水的常见表现包括呛咳、烦躁不安或昏迷、体温下降、面部肿胀、皮肤黏膜苍白或青紫、口鼻有血性泡沫、呼吸困难或呼吸停止、心跳加快或心跳停止等。湖/河中溺水的急救处理参照本章第二节"泳池溺水",但应特别注意以下几点:

(1) 救援湖/河中溺水儿童时要考虑到水流强度、水底地形的复杂性等情况,务必首先保证自身安全再行救援。

(2) 救援儿童至安全区域后要注意其口鼻内有无杂物、泥沙等并及时清理。

(3) 多数湖/河中溺水发生在水温低于 33℃的水中,溺水儿童常常会出现低体温,要注意做好溺水儿童的保暖处理。

(4) 检查溺水儿童是否有其他可能的伤害,如头部受伤、骨折等,及时处理或在等待救援的过程中尽可能减轻伤害,注意避免二次伤害。

 案例分析

扫一扫,
观看视频

如何预防儿童湖/河中溺水?

两个案例中的儿童均处于学龄期,活泼好动,缺乏对安全和危险的正确判断,自救能力不足,再加上家长监管不到位,导致溺水身亡。那么,如何预防儿童湖/河中溺水?

1. 与监督相关的策略

(1) 增强儿童的安全意识,引导其查看警示标识并遵守安全规定。

(2) 指导儿童学习基本的游泳技能,提高自救能力及救援技巧。

2. 改变环境的策略

(1) 在湖/河附近设置醒目的警示标识。

(2) 在易发生溺水事故的区域设置栏杆、铁栅栏等设施,防止儿童靠近危险区域。

（3）在湖/河边设置救生圈、救生衣等救生设备。

（4）增加警戒人员，加强巡逻和监控力度。

（高沪）

第四节　海中溺水

 案例导入

一名 9 岁男孩在某景区海滩边玩耍时不慎被海浪卷走，他的爸爸妈妈下海施救时也遇到险情，事发地附近的商家和巡逻辅警及时下海，成功将 3 人救起。

问题：

（1）海中有哪些溺水风险点？

（2）如何预防儿童在海中溺水？

一、常见风险点

1. 个人风险点

儿童水性不佳；儿童无法正确判断大海的潮汐和海浪的复杂程度，尤其是初次接触大海的儿童；海中游泳距离超过儿童的体力范围，体力无法支撑其返回海岸；长时间暴露在阳光下游泳，容易出现中暑、脱水等情况，增加溺水的风险。

2. 致伤因子风险点

海中海浪、潮汐复杂，海底地形复杂。

3. 环境风险点

海浪、潮汐及暗流众多；海洋生物复杂；海域的天气可能会

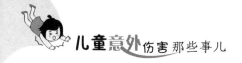

骤变，如暴风雨、海浪突起等；海岸缺乏警示标识、护栏、救生设备等安全设施。

二、常用预防策略

1. 与监督相关的策略

增强儿童的游泳技能是预防海中溺水的首要措施；引导儿童遵守安全规范，不要远离岸边、超出自己的能力范围；家长要密切监督，避免儿童独自在海中游泳；注意当天的海洋环境，包括潮汐、海浪、潮流等情况，避免在恶劣的环境下游泳；避开危险区域，如禁止游泳区域、洪涝区域、岩石区域等；注意天气变化，如暴风雨、海浪突起等；为儿童穿戴救生设备。

2. 改变环境的策略

在危险海域附近设置明显的警示标识，提醒注意安全，禁止越界游泳或戏水；在易发生溺水事故的区域设置栏杆、铁栅栏等设施，防止儿童靠近危险区域；在海边设置救生圈、救生衣等救生设备；增加警戒人员，加强巡逻和监控力度，及时发现溺水事故并采取救援措施；建立社会应急救援体系，提高应急救援能力。

三、常见表现及急救处理

海中溺水的常见表现有呛咳、胸闷、烦躁不安或昏迷、体温下降、面部肿胀、皮肤黏膜苍白或青紫、口鼻有血性泡沫、呼吸困难或呼吸停止、心跳加快或心跳停止等。此外，可能会造成生物学伤害，如海洋生物咬伤等。

海中溺水的急救方法参照本章第二节"泳池溺水"和第三节"湖/河中溺水"的相关内容，但应特别警惕海中溺水可能存在生物学伤害，如水母、海蛇、鲨鱼咬伤等。某些海洋生物可能对人体有害，对儿童实施救援时应注意观察，并在医务人员到达救援现场时提供相应信息。

 案例分析

如何预防儿童海中溺水？

案例中的 9 岁儿童处于学龄期，活泼好动，但缺乏对安全和危险的正确判断，自救能力不足，加上家长对环境风险认识不足，缺乏相应救援知识，导致其被海浪卷走，发生事故。那么，如何预防儿童在海中溺水？

1. 与监督相关的策略

（1）增强儿童的游泳技能是预防海中溺水的首要措施。

（2）引导儿童知晓安全措施，遵守安全规范。

（3）家长要密切监督，避免儿童独自在海中游泳，避开危险区域。

（4）注意当天的天气、海洋环境。

（5）为儿童穿戴救生设备。

2. 改变环境的策略

（1）在危险海域附近设置醒目的警示标识，提醒注意安全。

（2）在海边设置救生设备。

（3）增加警戒人员，加强巡逻和监控力度。

（高沪）

第四章　急性中毒

第一节　农药及鼠药中毒

 案例导入

某14岁女孩因和家人发生矛盾,一时想不开,自行购买百草枯喝了约半瓶。约4小时后女孩出现恶心、呕吐情况,家人发现其房间的百草枯药瓶,立即将女孩送往医院就医。医院予以洗胃后将女孩转入上级医院进一步救治,随后女孩出现进行性呼吸困难,虽经积极救治,但最终因救治无效死亡。

问题:

(1) 儿童为什么会发生农药及鼠药中毒?存在哪些风险点?

(2) 应如何紧急处理农药及鼠药中毒?

一、常见风险点

农药中毒的途径包括经口食入、经呼吸道吸入、经皮肤吸收。鼠药中毒在儿童中较为多见。婴幼儿中毒多为意外接触,青春期儿童中毒多为情绪障碍、故意自杀行为。

1. 个人风险点

婴幼儿及学龄前期儿童好奇心强,缺乏生活经验,对危险的认知往往不足，不能辨别物品是否有毒，处于口欲期的婴幼儿甚至拿到东西就放进口中。青春期儿童情绪易激动，发生矛盾冲突时容易冲动，产生不良情绪，从而发生故意服用农药及鼠药等行为。

2. 致伤因子风险点

农药及鼠药放置位置不当，易拿取；农药及鼠药标识不清楚，易和食物、药物等混淆。

3. 环境风险点

农村地区农药及鼠药使用广泛；家庭中的成年人对农药及鼠药的存放保管不当及使用不当，如将农药用于灭蚊、虱、蚤、蝇及臭虫等，导致儿童意外接触而误服；家长对低龄儿童的看护力度不足，儿童误食被农药或鼠药污染的食物或拌有鼠药的诱饵；家长对年长儿童的情绪关注度不够；妈妈在接触农药或鼠药后手卫生不彻底或未更换衣服即给婴儿哺乳；误用沾染有农药或鼠药的玩具、食物用具或药物器皿（如将农药或鼠药的包装袋当隔尿垫使用等）；在喷洒过农药的田地附近玩耍，经呼吸道吸入导致中毒；接触喷洒过农药的土壤，经皮肤吸收中毒。

二、常用预防策略

1. 与监督相关的策略

不要让儿童独自玩耍，需要有家长看护；教育儿童不能随便将东西放入口中；经常给儿童讲解预防中毒的相关知识；教育儿童不要在喷洒过农药的田地附近玩耍，不要接触喷洒过农药的作物或土壤；加强儿童的食物监管，禁止儿童食用被农药或鼠药污染的食物；加强青春期儿童的情绪管理，采用非暴力沟通方式缓解青春期儿童的心理压力及情绪障碍。

2. 改变环境的策略

加强农药及鼠药的保管，不要放在儿童可接触的范围；不要将农药用于家庭灭蚊;妈妈接触过农药或鼠药后要认真洗浴并更换衣物后再给婴儿哺乳;农药及鼠药垃圾不能乱扔,更不能将装过农药或鼠药的容器或袋子作为他用;家里不放置拌有鼠药的诱饵,若确实需放置,应放在隐蔽的地方且夜间放置、白天收起;加强青春期儿童的心理教育;相关部门加强农药及鼠药的市场监管,不得擅自出售给儿童。

三、常见表现及急救处理

农药及鼠药中毒的表现因中毒物质、剂量和个体差异而异,但通常涉及消化系统、神经系统等多个方面。常见的中毒表现:消化系统症状,如恶心、呕吐、腹痛、腹泻等;神经系统症状,如头痛、头晕、乏力、抽搐、昏迷等;呼吸系统症状,如呼吸困难、咳嗽、胸闷等;心血管系统症状,如心悸、心律不齐、血压下降等;皮肤及黏膜症状,如红肿、瘙痒、水疱、溃疡等。

1. 口服中毒

及时送入医院进行插管洗胃及药物治疗等处理。催吐适用于年龄较大、神志清楚、口服毒物在 6 小时内的儿童,昏迷或有严重心血管基础疾病或 6 个月以内的婴儿均不能催吐。催吐时用手指、筷子等刺激儿童舌根部引起呕吐,可饮用适量温开水再促使呕吐,反复进行,直至吐出的液体变清、无味。对于口服百草枯中毒者,可立即在现场喝肥皂水,既能起到催吐作用,又能起到促进百草枯失活的作用。催吐时注意体位,可让儿童坐下或站立,头部稍微前倾,便于催吐时呕吐物顺利排出。危重儿童应侧卧、头偏向一侧,以免呕吐物吸入气管内。

2. 接触或吸入中毒

立即脱离中毒环境,呼吸新鲜空气,保持呼吸道通畅。尽快脱下被毒物污染的衣物及鞋袜等,用肥皂水彻底冲洗被污染的皮肤(敌百虫中毒禁用碱性液冲洗,避免加重敌百虫毒性),尤其要注意指甲、头发等处潜藏的毒物。切记不要剧烈擦洗，避免皮肤磨损加重毒物吸收。应尽快送医院治疗。

 案例分析

如何预防儿童农药及鼠药中毒?

案例中的 14 岁女孩处于青春期，情绪不稳定，存在逆反心理，发生矛盾后容易冲动。此外，亲子沟通不畅，家长对儿童的情绪关注不足，兼之百草枯容易获取，最终导致中毒事件发生。那么，如何预防儿童农药及鼠药中毒?

1. 与监督相关的策略

(1) 家长应关注儿童心理特点及情绪变化，当发生矛盾、冲突时注意沟通方式，避免暴力沟通，及时化解矛盾，解开情绪障碍，避免儿童出现自杀心理及行为。

(2) 学校应关注、重视儿童的身心特点，积极开展心理教育课程，帮助儿童化解不良情绪、缓解心理压力等。学校还可组织家长学习如何正面引导、教育儿童，用实例分析如何采取非暴力沟通方式化解矛盾。

2. 改变环境的策略

(1) 加强家中农药及鼠药保管，避免儿童自行拿取。

(2) 加强市场监管力度，不能随意将农药及鼠药出售给儿童。

(张晓燕)

第二节　家中常备药中毒

 案例导入

某 1 岁 6 个月男孩在家中玩耍时捡到奶奶掉到地面的降糖药

格列吡嗪，自行打开药瓶吃了 1 片。奶奶发现孩子误服药物后仍在正常玩耍，心存侥幸心理，未带孩子去医院处理。次日凌晨 4 点，孩子出现两眼发直、浑身抽搐现象，家人立即将孩子送往医院救治。经查孩子因低血糖引起严重脑水肿，抢救后已脱离了生命危险，但出现眼睛看不见、耳朵听不见、无法站立的症状，后续需接受康复治疗。其家庭面临巨大的经济及精神压力。

问题：

（1）儿童为什么会发生家中常备药中毒？

（2）如何避免家中常备药中毒？

（3）误服药物后如何进行紧急处理？

一、常见风险点

1. 个人风险点

1~3 岁的幼儿对周围事物好奇心强，缺乏辨识能力，喜欢用嘴探索周围事物，易受药物颜色或药物外包装吸引，容易把色彩鲜艳、气味芳香的水剂药物当成饮料，把甜味的药片当作糖果。儿童模仿力强，有模仿成年人服药的可能。

2. 致伤因子风险点

儿童药物中毒约 80% 为自己误服，感冒药、精神药物和高血压药是儿童误服的前三大类药物。儿童的身体器官和免疫功能未发育成熟，体内多种酶的活性和数量，体液占比与成人之间存在较大差异，药物容易在体内积聚，导致血液中药物浓度超过安全范围。药物中毒对儿童的伤害广泛而严重，神经系统和消化系统是药物中毒的主要致病部位，会严重影响儿童身体发育，甚至危及生命安全。

3. 环境风险点

家中药物未妥善放置，儿童易获得；药物标签不清晰或容器未密闭。家长对儿童药物中毒重视不足，家庭用药安全知识缺乏。通过非正常渠道购买药品，缺乏专业指导。对儿童的安全教育缺失，对儿童看护不到位。

二、常用预防策略

1. 与监督相关的策略

儿童玩耍需要家长看护，儿童需要在家长看护下服用药物。家长需在医务人员指导下给儿童用药，保存药物外包装及说明书，给儿童服药前需认真阅读药物说明书，掌握儿童用药安全剂量及常见不良反应，定期检查药物有效期，防止儿童误服过期变质药物。用药前确认给予正确的药物和正确的剂量，用药后确认药物已安全储存。家长服药时需避开儿童，避免被儿童模仿服药。家长给儿童喂药时不要把药物称为糖果，喂药后不要立即给予糖果安抚，以免给儿童造成错误的认知。家长需对儿童进行安全教育，告知不能私自服用药物。丢弃的药品要及时放置到回收处妥善处理，确认儿童不能打开药品的包装。

2. 改变环境的策略

家中常备药需进行安全管理，药物放置在儿童不能触及的位置，不要与食物存放在一起；药物放置于儿童不能开启的专用容器内；口服药与外用药分开放置，儿童用药与成年人用药分开放置；不用其他容器盛装药物，以免其他人不知情造成误服。

三、常见表现及急救处理

误服药物后可能出现恶心、呕吐、腹痛、腹泻、头晕、头痛等症状，重症者可能会意识模糊、昏迷等。

（1）家长发现儿童误服药物时需保持镇静，不要过度批评和责骂儿童，避免儿童因不敢说出真相而拖延救治时间，可以鼓励儿童主动吐出口中的药物。

（2）家长需确定误服药物的名称、用量，留取药物的样品或儿童的呕吐物，携带药物说明书尽早就医。误服药物后的 4~6 小时是最佳救治时间。

（3）应及时就医，不推荐家长在家自行处理，如让儿童喝大量的水进行催吐，催吐可能会造成口咽、食管损伤。如果不慎被药物卡住，可能会出现窒息的危险。

 案例分析

扫一扫，
观看视频

如何预防儿童家中常备药中毒？

案例中的 1 岁 6 个月男孩处于幼儿期，对周围的事物有强烈的好奇心和探索欲，喜欢用嘴探索周围事物。加之家中常备药随意放置，存在儿童误服药物风险。那么，如何预防儿童家中常备药中毒？

1. 与监督相关的策略

（1）儿童玩耍过程中需有家长看护。

（2）家长发现儿童误服药物后需及时就医，避免因侥幸心理而错过最佳救治时间。

2. 改变环境的策略

（1）家中常备药需放置在儿童不能触及的位置。

（2）将药物存放于儿童不能开启的专用容器中。

（3）各类药物需分类放置。

（4）成年人服药时需避开儿童，避免儿童模仿服药。

（刘海平）

第三节 铅中毒

 案例导入

可可是一名 5 岁的女孩，一直和奶奶在农村生活，最近出现烦躁、注意力不集中、头晕、全身无力、腹泻、腹痛等情况。奶奶带她到儿童医院就诊，检查发现其血铅水平为 $120\mu g/L$。医生了解到可可从小喜欢啃咬指头、喜食皮蛋、爱啃咬铅笔等。

问题：

（1）儿童为什么会发生铅中毒？存在哪些风险点？

（2）应如何紧急处理儿童铅中毒？

一、常见风险点

1. 个人风险点

儿童存在不良生活习惯，如经常啃咬玩具、铅笔等含铅物品，或进食前不洗手；喜欢吃非食物的物品，如泥土、墙皮等，这些物品中可能有较高的铅含量；部分食物在生产或加工过程中可能受到铅污染，如皮蛋、爆米花等，长期食用铅污染的食物可导致儿童体内铅含量超标；接触含铅物品，如学习用品和玩具涂漆中可溶性铅含量超标。0～6 岁儿童是铅中毒的易感人群，男孩较女孩对铅中毒更加易感。

2. 致伤因子风险点

儿童血-脑屏障功能不成熟，铅可通过血-脑屏障进入神经系统，而且儿童消化道和呼吸道的铅吸收率高于成年人。儿童好动，手-口动作相对多，环境中的铅容易通过手-口途径进入体

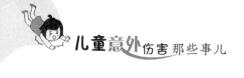

内。儿童身高较矮，铅多积聚在离地面 1m 左右的大气中，距地面 25～100cm 处正好是儿童的呼吸带。

3. 环境风险点

住所位于工业区附近，特别是位于有冶炼厂、精炼厂等可能产生铅污染的工业区，空气中的铅尘可能通过呼吸进入儿童体内。新装修的居室中使用的含铅油漆也可能释放铅颗粒，对儿童造成危害。交通拥堵地区的空气中可能含有大量铅尘，特别是含铅汽油的使用，会增加儿童铅中毒的风险。土壤污染也可能导致铅通过食物链进入人体。此外，铅作业工人对家庭环境的污染也可能造成儿童铅中毒。

二、常用预防策略

1. 与监督相关的策略

家长要了解铅中毒的有关知识，积极进行预防和干预。主要措施：①教育儿童养成勤洗手的好习惯，特别是饭前洗手十分重要；②注意儿童个人卫生，勤剪指甲；③儿童的玩具和用品要符合国家标准，并且经常清洗，保持干净；④不要带儿童到铅作业工厂附近散步、玩耍；⑤直接从事铅作业的家庭成员下班前必须更换工作服并洗澡，不应将工作服和儿童衣物一起洗涤；⑥以煤作为燃料的家庭应多开窗通风，儿童尽量避免被动吸烟；⑦应避免儿童食用皮蛋和老式爆米花机制作的爆米花等含铅量较高的食物；⑧不能用长时间滞留在管道中的自来水为儿童调制奶粉或烹饪食物。

2. 改变环境的策略

尽量不在工业区附近居住，特别是不要居住在有冶炼厂、精炼厂等可能产生铅污染的工业区；避免使用含铅的涂料和油漆，选择环保无毒的装饰材料；定期对饮用水进行监测，确保水质安全。

三、常见表现及急救处理

儿童铅中毒不是临床意义上的症状性中毒，而是体内血铅含量已经处于损害儿童健康的危险水平。儿童铅中毒会出现腹痛、腹泻、呕吐、黑便等症状，也可表现为失眠、心悸、面色苍白、贫血、烦躁等。急性铅中毒会有恶心、呕吐、流涎、出汗、腹痛、烦躁、拒食等表现，严重者可导致中毒性脑病。慢性铅中毒多出现于 2~12 岁儿童，以头晕和全身无力最明显，还会出现腹泻、腹痛、生长发育迟缓、注意力不集中、脾气暴躁等症状。

健康教育、环境干预和临床治疗是处理儿童铅中毒的 3 种方法。其处理时机和方法以血铅水平为主要依据，根据血铅水平进行分级，然后按不同分级采取不同处理措施。对于急性铅中毒，应立即脱离铅污染源，及时就医。口服铅中毒者可饮用大量温水进行催吐，然后饮入牛奶、蛋清、豆浆以保护胃黏膜。应及时清除昏迷者口腔内的异物，保持其呼吸道通畅，防止因误吸而引起窒息。

 案例分析

如何预防儿童铅中毒？

案例中 5 岁的可可处于学龄前期，缺乏识别风险的能力。家长缺乏相关安全知识。可可经常啃咬指头和含铅涂层的铅笔、蜡笔，喜食皮蛋，导致慢性铅中毒。那么，如何预防儿童铅中毒？

1. 与监督相关的策略

（1）家长应学习铅中毒的相关知识，识别铅中毒早期表现。

（2）教育儿童养成勤洗手的好习惯。

（3）教育儿童不要啃咬玩具、涂劣质油漆的铅笔等含铅物品。

（4）避免食用皮蛋。

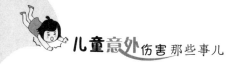

2. 改变环境的策略

（1）选用安全的学习用品和玩具。

（2）保持学习用品和玩具清洁。

（杨速飞）

第四节　汞中毒

 案例导入

3岁的小明玩耍时不慎将家中贮藏的数支水银温度计摔碎，妈妈用拖布将地板拖了一遍，但没有注意到有汞珠钻进了床下。冬天天气寒冷，家中门窗紧闭、暖气开放，次日小明出现头痛、腹痛、恶心、呕吐等症状，家长送他至医院。小明被诊断为汞中毒。

问题：

（1）什么是汞中毒？

（2）如何预防儿童汞中毒？

一、常见风险点

1. 个人风险点

儿童的生理特点决定了他们对于汞暴露的高敏感性。相对于成年人，儿童的呼吸频率更高，且在生长发育阶段，他们的大脑和神经系统对于有毒物质更为敏感。此外，儿童的饮食习惯，如喜爱食用某些可能富含甲基汞的海鲜食物，也可能增加汞中毒风险。

2. 致伤因子风险点

水银的化学名称是汞（Hg），是唯一在常温下呈液态的金属，化学性质稳定，在常温下会挥发。水银在工业上的应用主要是制造化学药物及电子、电器产品，生活中最常见的用途是制作温度计和血压计。汞化物受热后会发生氧化还原反应，产生有毒汞蒸气，在空气中扩散并被人体吸入，会引起急性汞中毒。研究表明，暴露于 $1\sim2mg/m^3$ 的汞蒸气数小时可造成呼吸、血液、神经系统及肝肾功能、皮肤损伤。汞对儿童的主要影响是其对神经系统的毒性。甲基汞作为汞的一种有机形式，可以通过食物链积累，并通过食用海鲜等方式进入儿童体内，影响儿童的神经系统发育，甚至导致学习障碍、记忆力下降等问题。此外，吸入汞蒸气、与甲基汞含量高的物品直接接触也是重要的致伤因子。

3. 环境风险点

环境中的汞污染主要源自工业排放、矿物开采和废物处理等活动。生活在这些污染严重区域的儿童，尤其是在缺乏有效监管和防护措施的地区，他们面临的汞中毒风险显著增加。此外，全球范围的汞污染，如大气中的汞沉降，也对儿童健康构成潜在威胁。

二、常用预防策略

1. 与监督相关的策略

家长应主动获取有关汞的知识和信息，了解汞对儿童健康的影响，以及如何预防汞暴露；检查家庭居住环境中的汞来源，如水银温度计、血压计、部分电池和照明设备等，确保安全使用；监督家庭饮食尤其是儿童饮食，避免或限制高甲基汞含量食物摄入，如想吃某些大型鱼类，可代之以富含营养且甲基汞含量低的食物；参与社区环境保护活动，监督和促进社区环境改善，减少环境中的汞污染。

2. 改变环境的策略

《环境空气质量标准》（GB3095—2012）中规定环境空气中

的汞浓度限值为 $0.05\mu g/m^3$，水银温度计中汞含量一般是 $0.5\sim$ $1.0g$，对于一个面积 $100m^2$、高 $2.5m$ 的住宅，如果不通风，只需挥发 1% 就会远远超过汞浓度限值。选择居住地时，家长应考虑环境安全因素，避免选择靠近已知汞污染源的区域，如工业区域或废弃矿场附近。确保家庭室内空气质量，使用空气净化器等设备减少潜在的汞蒸气暴露。定期通风，尤其是在使用含汞产品后应及时通风。家长应养成良好的消费习惯，购买无汞或低汞的产品和设备，如用 LED 灯泡替代汞灯泡等。正确分类处理家庭垃圾，特别是含汞的家庭垃圾需要单独放置，如电池和电子设备，确保安全处置或回收，避免对环境造成二次污染。

三、常见表现及急救处理

汞中毒的症状及后果与汞中毒的类型（中毒途径）有关。急性汞中毒常见消化道、呼吸道症状，可出现咳嗽、呼吸急促、头痛、乏力、腹痛、腹泻、发热、恶心、呕吐、牙龈肿胀、黏膜出血等症状，严重时可导致休克、昏迷、肾衰竭。慢性汞中毒可出现肢体疼痛及过敏症状。

1. 立即远离污染区域

迅速将儿童带离被汞污染的房间，不要接触洒落的汞珠。打开所有门窗以降低室内汞浓度。关闭中央空调、暖气设备等内部通风系统，防止汞蒸气扩散。

2. 清洗受污染部位

对于皮肤接触者，可用大量清水冲洗受污染的皮肤区域，避免汞珠在皮肤上停留时间过长。对于眼睛接触者，应立即用清水冲洗眼部，持续冲洗 15 分钟以上，以有效清除汞珠，降低眼部损伤的可能性。

3. 汞珠处理方式

在清理汞珠时应佩戴橡胶手套和口罩以避免直接接触汞珠，

使用湿润的棉签或胶带快速将散落的汞珠粘集起来放进封口小瓶中，加入少量水防止汞珠蒸发。无法完全收集起来的汞珠可撒硫磺粉降低汞毒性。将收集到的汞珠和清理过程中使用的所有物品（如手套、口罩）等放入密封塑料袋中，将其送交当地废液管理人员或环保部门处理（勿将汞珠倒入下水道）。不可使用吸尘器、扫帚或抹布清理汞珠。被汞污染的房间可用碘加热熏蒸（1g/m^3）或用10％漂白粉液体冲洗被汞污染的地面。

4.尽快寻求医疗救助

儿童接触汞后，如果出现头晕、恶心、呕吐、呼吸困难等汞中毒症状，应及时就医评估中毒程度，给予相应治疗措施，如洗胃、吸入纯氧等，以减轻中毒症状，防止病情恶化。

 案例分析

如何预防儿童汞中毒？

3岁的小明处于幼儿期，认知能力有限，对危险认识不足，好奇心强，活动量大。家长缺乏汞中毒的意识及知识，水银体温计放置不当，让小明轻易能拿取。此外，家长用拖布处理洒落汞珠会增加汞珠和空气之间的接触面积，使汞珠更容易挥发到空气中，增加汞蒸气在空气中的浓度，导致小明短时间里吸入高浓度汞蒸气发生急性汞中毒。那么，如何预防儿童汞中毒？

1.与监督相关的策略

（1）家长应将含汞的物品放置在儿童不宜拿取的地方，并做好监管。

（2）增强家长对汞中毒的风险意识，提高自身安全防范意识，告知儿童汞中毒相关知识。

2.改变环境的策略

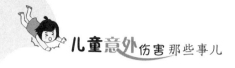

（1）使用开窗通风、空气净化器等手段减少潜在的汞蒸气暴露。

（2）家长应养成良好的消费习惯，购买无汞或低汞的产品和设备，减少家庭中的汞暴露。

（3）采用正确的方式处理汞暴露。

（沈亚岚）

第五节　一氧化碳中毒

 案例导入

冬日晚上，某个家庭一家人使用煤气取暖器取暖。由于房间门窗关闭、通风不良，一氧化碳慢慢在室内积聚。最初，大家仅感到轻微头痛和疲倦，没有人意识到这是一氧化碳中毒的征兆。随着时间推移，8 岁男孩开始出现恶心和呕吐，但家长以为孩子是消化不良。直到一名成年人突然晕倒，大家才意识到可能发生了一氧化碳中毒，急忙拨打 120 急救电话，并打开窗户通风。

问题：

（1）家中存在哪些一氧化碳中毒风险？

（2）应如何紧急处理一氧化碳中毒？

一、常见风险点

1. 个人风险点

家庭缺乏一氧化碳中毒基本知识，无法识别早期中毒症状。

2. 致伤因子风险点

设备维护及使用不当。

3．环境风险点

室内通风不良是一氧化碳中毒的重要风险点；危险环境中缺乏必要的气体检测装置，如一氧化碳报警器等设备。

二、常用预防策略

1．与监督相关的策略

组织家庭成员参加有关一氧化碳中毒的教育活动，强化他们对一氧化碳中毒的认识；家长要学会辨别一氧化碳中毒的早期症状并掌握一氧化碳中毒紧急处理方法。

2．改变环境的策略

在使用任何可能产生一氧化碳的设备时采取有效的室内通风措施，如定时开窗或使用排气扇，以降低室内一氧化碳浓度。

三、常见表现及急救处理

一氧化碳中毒可分为轻度中毒、中度中毒、重度中毒。轻度中毒表现为头痛、头晕、恶心、呕吐等，中度中毒表现为面色潮红、口唇呈樱桃色、意识模糊等，重度中毒表现为昏迷、抽搐、呼吸衰竭、循环衰竭，甚至死亡。

1．立刻脱离中毒环境

发现儿童出现疑似一氧化碳中毒的症状，如头晕、头痛、恶心、呕吐或意识模糊，需将其立刻转移到通风良好、空气清新的环境。

2．保持呼吸道通畅

中毒儿童取平卧位，头偏向一侧，家长解开其衣领，清理口鼻异物及分泌物，防止呕吐物吸入呼吸道引起窒息。

3．呼叫急救，观察症状

立即拨打 120 急救电话，注意观察症状，如果出现呼吸急促、心跳停止，应立刻进行心肺复苏，并将已采取的处置措施及

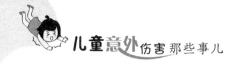

时告知救援人员。

4. 保暖

采用毛毯、棉被、热水袋等进行保暖。

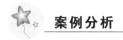 **案例分析**

扫一扫，
观看视频

如何预防儿童一氧化碳中毒？

案例中的家庭使用煤气取暖器时，房间门窗紧闭、通风不良，缺乏一氧化碳报警器及有效的室内通风措施。此外，家庭成员缺乏一氧化碳中毒知识，未能及时识别中毒征兆，从而导致中毒事件发生。那么，如何防止儿童一氧化碳中毒？

1. 与监督相关的策略

（1）家长须认识一氧化碳中毒的危害性，查找并及时处理家中可能引发一氧化碳中毒的因素。

（2）家长需掌握一氧化碳中毒急救策略，增强自身急救意识。

（3）向儿童讲解一氧化碳中毒相关知识。

2. 改变环境的策略

（1）正确安装并使用家用燃烧设备，包括煤气炉、取暖器和壁炉。

（2）定期检查和维护设备，对于老旧设备应及时更换或修理。

（3）在家中安装一氧化碳报警器，并定期进行测试，确保其正常工作。

（4）使用任何可能产生一氧化碳的设备时应采取有效的室内通风措施，如定时开窗或使用排气扇，以降低室内一氧化碳浓度。

（周麟宛）

第六节 沼气中毒

 案例导入

下午 2 点某村民发现自己的两个孩子（儿子 6 岁、女儿 4 岁）倒在自家牛圈南侧角落，呼之不应，口吐白沫，昏睡不醒，呼吸浅慢，喉中有痰，不伴发热及抽搐。现场位于海拔 2000 多米的山区，该村民的住宅为一呈倒"凹"字形分布的单层土木结构房屋，中间为厨房，两侧分别是卧室和牛圈，牛圈地面铺有大量干枯秸秆，秸秆下有大量牛粪。当日最高气温 33℃，牛圈内有刺鼻气味，所处位置通风条件差。该村民立即将孩子送到医院就医，诊断为沼气中毒。

问题：

（1）儿童为什么会发生沼气中毒？

（2）如何预防儿童沼气中毒？

（3）应如何紧急处理沼气中毒？

一、常见风险点

1. 个人风险点

儿童由于生理、心理特点，对自己行为的控制能力有限，同时具有强烈的好奇心和探索欲望，但对安全风险认知不足，防范能力较弱。

2. 致伤因子风险点

沼气主要是由废物及动物排泄物发酵而成，其主要成分包括甲烷、氮气、一氧化碳、硫化氢及二氧化碳等，具有无色、无味

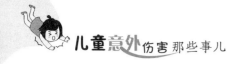

的特点，是组成天然气及煤气的重要成分，在淤泥水塘及封闭窖井中广泛存在。儿童对有毒气体更为敏感，沼气浓度过高易造成儿童缺氧中毒。

3. 环境风险点

沼气池设计不当，形成高浓度沼气环境；沼气管道老化出现沼气泄漏；室内未安装沼气浓度监测设备，沼气在封闭或半封闭环境中不断累积且环境通风不良；家长看护不到位，未及时发现并阻止儿童接触沼气源；家长缺乏沼气中毒相关知识及急救技能。

二、常用预防策略

1. 与监督相关的策略

家长须认识沼气中毒的危害性及可能引发儿童沼气中毒的风险点；向儿童讲解沼气中毒相关知识，叮嘱其远离高沼气环境；监督儿童不要进入沼气浓度高的地方，不要随意接触沼气设施。此外，家长还需掌握沼气中毒的急救技能，以便及时处理沼气中毒。

2. 改变环境的策略

家中建造沼气池时应注意合理设计，经常检查和维护沼气设施，及时发现和处理沼气泄漏情况。在沼气池周围设置防止儿童进入的防护设施，如围挡、栅栏等。此外，使用沼气的家庭需安装沼气浓度监测设备，以便及时发现沼气浓度升高，并注意保持室内通风，以免沼气不断累积引发沼气中毒。

三、常见表现及急救处理

沼气是混合性气体，经呼吸道吸入后直接影响神经系统，产生多种损害。儿童若暴露在1000mg/L浓度下会立即昏迷，危及生命，称为"闪电型死亡"。常见中毒症状有头痛、头晕、恶心、全身无力，严重时症状加重，出现呼吸困难、心跳加速，甚至出现肺炎、肺水肿、昏迷、脑水肿、死亡等现象。

1. 立刻脱离中毒环境

发现儿童出现疑似沼气中毒的症状，立刻将其转移到通风良好、空气清新的环境，同时解开衣领，促进顺畅呼吸。脱去儿童身上的污染衣物，减少异物对皮肤的刺激。

2. 保持呼吸道通畅

儿童取平卧位，头偏向一侧，解开其衣领，清理口鼻异物及分泌物，防止呕吐物吸入呼吸道引起窒息。

3. 呼叫急救，观察症状

及时呼叫急救，注意观察症状，如果出现呼吸急促、心跳停止应立刻进行心肺复苏，并将已采取的处置措施及时告知医务人员。

4. 保暖

采用毛毯、棉被、热水袋等进行保暖。

 案例分析

如何预防儿童沼气中毒？

案例中的两名儿童处于学龄前期和学龄期，对环境安全风险认知不足，因为天热躲在牛圈休息。此外，家长看护不到位，兼之牛圈通风不良、天气炎热，从而加速沼气发酵造成沼气中毒。那么，如何预防儿童沼气中毒？

1. 与监督相关的策略

（1）家长须认识沼气中毒的危害性，掌握沼气中毒急救知识。

（2）向儿童讲解沼气中毒相关知识，提高其安全意识。

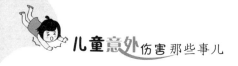

2. 改变环境的策略

（1）定期对家中沼气设施进行检查、维护，及时发现和处置沼气泄漏情况。

（2）定期查找家中可能引发沼气中毒的风险点，及时进行处理。

（3）在家中安装能够监测沼气浓度的设备，及时发现沼气浓度超标。

（4）房屋设计需注意通风，以免沼气不断累积。

（周麟宛）

第七节　食物中毒

 案例导入

4 岁的华华和爸爸妈妈因食用隔夜饭菜出现恶心、呕吐、腹泻等症状，全家住进医院。爸爸妈妈被诊断为胃肠炎；华华不仅出现胃肠炎表现，还出现了贫血、无尿及肾衰竭，需到儿童医院血液净化中心行血液透析。

问题：

(1) 儿童为什么会发生食物中毒？家中存在哪些风险点？

(2) 应如何紧急处理食物中毒？

一、常见风险点

1. 个人风险点

儿童食物中毒好发于 3~6 岁，这一阶段儿童由于认知能力不足，对危险行为及其造成的后果预见性较差，且对外界事物好奇心强，喜欢通过嘴啃一啃、舔一舔的方式来探索周围世界。低龄儿童容易误食药物或毒物，液态物体比固态物体、干净清亮的物体比黑暗模糊的物体、小固体比大固体具有更大的吸引力。

2. 致伤因子风险点

家庭是发生食物中毒事件报告次数和死亡人数最多的地方，其次是集体食堂、餐馆、食品店及采摘场所。中毒类型包括化学性食物中毒、细菌性食物中毒、有毒动植物食物中毒。

3. 环境风险点

食用含有化学毒物的食物，如霉变的鱼干等；食用含有大量细菌或细菌毒素的食物；食用有毒的动植物；家长缺乏足够的食物中毒院前急救知识。

二、常用预防策略

1. 与监督相关的策略

家长的食物安全认知和行为会极大地影响儿童的食物安全：①家长应有良好的食物安全认知，不购买"三无"食物；②及时丢弃变质、过期、隔夜食物；③不采摘、不购买、不烹饪野生蘑菇等可能含有毒素的动植物。

2. 改变环境的策略

①学习食物安全条例，熟悉日常生活中常见的化学性、细菌性毒物，在购买、存储及烹饪前认真检查食物，日常生活中要做到有效避免及远离有毒物质。做到"五不吃"：不吃腐烂变质的食物，不吃隔夜菜和变味的剩饭剩菜，不吃在冰箱里放置过久的食物，不吃劣质熟食（特别是外观鲜红的肉制品），不吃腌制时间不足的腌菜。②中毒食物以毒蘑菇、马桑果、桐油或桐油果、未煮熟四季豆最为常见。应在有毒植物生长地树立宣传板、张贴宣传图，或者直接铲除有毒植物，避免误食。③地方相关部门可结合本地区气候及饮食习惯，做好食物中毒事件监测，探索编制当地有毒植物图谱，为做好食物中毒防控提供支持。

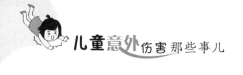

三、常见表现及急救处理

食物中毒最常见的症状是剧烈呕吐、腹泻，伴中上腹部疼痛。中毒者常因上吐下泻而出现脱水症状，如口干、眼窝下陷、皮肤弹性消失、肢体冰凉、脉搏细弱、血压降低等，最后可致休克。

（1）迅速脱离中毒环境，不建议自行催吐，以免发生口腔、食管损伤，甚至呕吐物误吸。

（2）对于呼吸急促、心跳停止者，现场立即进行心肺复苏。

（3）尽快明确接触毒物的名称、理化性质和状态，接触时间、吸收量和方式，迅速就诊。

 案例分析

如何预防儿童食物中毒？

夏季气温升高可促进细菌生长，隔夜饭菜中可能会布满细菌。案例中家长食物安全意识不足，导致食物中毒事件发生。那么，如何预防儿童食物中毒？

1. 与监督相关的策略

（1）家长应掌握预防家庭食物中毒的相关知识和技能，增强风险意识。

（2）做到时刻有效看护，不让儿童进食不明来源的食物、物品等。

2. 改变环境的策略

（1）做到"五不吃"。

（2）做好食物安全宣教。

（黄红玉）

第八节　亚硝酸盐中毒

 案例导入

　　某医院急诊科，一名男子怀抱一名3岁女孩跑入抢救室。男子焦急地讲述："她奶奶今天在小区外散步捡了一袋盐，晚上用那袋盐炒菜，孩子吃了1小时左右就这样了，医生你快救救她！"他怀中的孩子呼之不应、口唇青紫、呼吸浅快，测血氧饱和度58%，考虑亚硝酸盐中毒。立即给予洗胃、吸氧，静脉注射亚甲蓝、维生素C等治疗。

　　问题：

　　(1) 儿童存在哪些亚硝酸盐中毒风险点？

　　(2) 儿童亚硝酸盐中毒有哪些表现？应如何紧急处理亚硝酸盐中毒？

一、常见风险点

1. 个人风险点

　　儿童由于生理、心理行为特点，对自己行为的控制能力有限，同时具有强烈的好奇心和探索欲望，但对安全风险的认知不足、防范能力较弱。

2. 致伤因子风险点

　　亚硝酸盐无色无味，近似食盐；误食亚硝酸盐或含亚硝酸盐的食物；饮用亚硝酸盐含量高的井水、蒸锅水。

3. 环境风险点

　　亚硝酸盐普遍存在于腌制类食物、腐烂蔬菜、剩菜、长时间

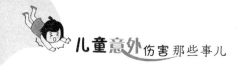

放置的肉类、鱼类罐头中。引起儿童亚硝酸盐中毒的原因主要为：餐饮工作者未严格遵守《食品安全国家标准　食品添加剂使用标准》（GB 2760—2024），滥用或超量使用亚硝酸盐；家长缺乏食物安全观念，如剩菜剩饭反复加热后食用，用即将腐败的食材烹制菜肴，喜食腌制的酸菜、肉类等。

二、常用预防策略

1．与监督相关的策略

家长为儿童提供用新鲜食材烹制的菜肴，从正规渠道购买食盐，不给儿童饮用不洁井水、蒸锅水。

2．改变环境的策略

各地食品药品监督管理部门加强食品添加剂的安全监督管理工作；加强社区干预，科普食物安全、健康育儿相关知识。

三、常见表现及急救处理

亚硝酸盐中毒潜伏期短，可在 1 小时内出现症状，主要表现为全身皮肤黏膜发绀，以口唇及四肢末梢最为明显。轻者表现为头痛、心悸、恶心、呕吐、腹痛、腹胀等；重者尚有口唇青紫、面色发绀、呼吸困难、心律不齐、血压下降，甚至出现休克等表现；极重者伴有抽搐、心力衰竭、呼吸衰竭、肺水肿、脑水肿、昏迷等多器官功能衰竭的表现。一旦发现儿童有亚硝酸盐中毒表现，应及时送医。送医途中，年长、症状较轻、神志清醒的儿童可先行催吐：大量饮用温开水，用勺子或手指刺激咽喉部，使之呕吐，排出毒物。

案例分析

如何预防儿童亚硝酸盐中毒？

案例中的 3 岁女孩处于幼儿期，缺乏安全风险认知及防护能力。家中老人文化程度低，缺乏食物安全认知，存在较高食物安全风险。这些因素导致女孩亚硝酸盐中毒。那么，如何预防儿童亚硝酸盐中毒？

1. 与监督相关的策略

（1）爸爸妈妈可向老人宣讲类似捡拾食材、调味料导致食物中毒的案例。

（2）爸爸妈妈在儿童日常的饮食安全中起到有效监督作用。

2. 改变环境的策略

（1）做好食物安全科普宣传。

（2）亚硝酸盐产品包装可设计醒目标识，提醒其危险性。

（王丹）

第九节　酒精中毒

案例导入

某 12 岁男孩因期末考试成绩不佳闷闷不乐。某日家人有事外出，男孩独自在家，家人返回后发现其饮入 1 瓶白酒，躺在床上无法被唤醒，四肢肢端发凉，咽喉部可听到明显鼾音，口唇发绀。家人立即将男孩送至医院急诊科，经诊断为酒精中毒，行气管插管、呼吸机通气、血液净化治疗等抢救措施。

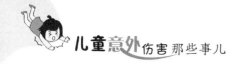

问题：

（1）儿童为什么会发生酒精中毒？家中存在哪些酒精中毒风险？

（2）应如何紧急处理儿童酒精中毒？

一、常见风险点

1. 个人风险点

由于生长发育的阶段性，儿童酒精中毒风险点呈现典型的年龄差异。婴幼儿及学龄前期儿童常因误服酒类饮品，含酒精日用品如消毒液、漱口水、香水等而致酒精中毒；而学龄期及青春期儿童往往因学业压力、抑郁焦虑等不良情绪而有意饮入大量酒类饮品，从而导致中毒。常见的不安全行为有过度饮酒、酗酒、误服大量含酒精的日用品等。

2. 致伤因子风险点

酒精吸收快、中毒剂量小，易诱发中枢神经系统抑制，导致生命危险。

3. 环境风险点

家中酒精储存不当，酒精标签模糊而无法识别，消毒液等含酒精的日用品保管不当，儿童饮酒行为监管不足，健康饮酒教育不足，将酒精放在儿童可获得的地方。

二、常用预防策略

1. 与监督相关的策略

应注重心理健康，重视儿童的心理状态，营造良好的家庭氛围，建立和谐的亲子关系，帮助儿童疏导学业压力、人际矛盾等，确保儿童身心健康。做好饮酒宣教，禁止未成年人饮酒。

2. 改变环境的策略

营造无酒精的环境，家里做好酒类饮品的储存管理，不要将酒类饮品放在儿童随意可拿取的地方。避免婴幼儿使用含酒精的身体乳、护臀膏、洗手液等。禁止儿童饮酒，做好健康饮酒教育。社会应做好监管，禁止向未成年人出售各类酒类饮品。医疗机构应做好酒精的储存管理。

三、常见表现及急救处理

酒精中毒的常见表现因个体差异和酒精摄入量不同而有所差异。

1. 呼吸抑制

保持呼吸道开放，保证正常空气吸入。将儿童去枕平卧，头偏向一侧，检查口腔内是否有分泌物，若有则清除，以保证呼吸道处于开放状态。有条件的家庭可给予鼻导管吸氧、面罩吸氧，保证儿童供氧充足。若儿童呼吸困难，出现口唇发绀等症状，应尽快将儿童送往医院救治。

2. 意识障碍

对出现亢奋多语、缺乏自制力、共济失调的儿童，应保护儿童自身及他人的安全，避免出现自伤或伤害他人的情况；若儿童出现嗜睡、昏迷等意识障碍，应随时观察儿童的意识情况，并尽快将其送往医院救治。

3. 低体温

注重保暖措施，避免儿童暴露在低温环境中，必要时可通过暖气、空调等提高环境温度，维持儿童的正常体温。长时间低体温可致鼻、耳及四肢出现冻疮及器官损伤，应做好观察。

4. 洗胃

禁止非专业医务人员自行洗胃，以免增加儿童误吸风险导致窒息。若短时间饮入大量酒精，应立即送往医院，由专业医务人

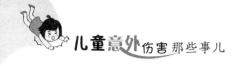

员进行医疗处置。

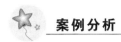**案例分析**

如何预防儿童酒精中毒?

案例中的 12 岁男孩处于青春期,容易出现情绪及心理问题,缺乏有效应对方式。家长未重视孩子心理状况,兼之家中酒类饮品管理不当,导致儿童酒精中毒事件发生。预防儿童酒精中毒可从以下两方面进行。

1. 与监督相关的策略

(1) 关注儿童的身心健康,对于近期情绪不佳、遭受负面事件打击的儿童,应当保持警惕。

(2) 家长应学习酒精中毒急救相关知识,增强急救意识。

2. 改变环境的策略

(1) 家中不要将酒类饮品放在易取得的位置,必要时上锁管理。

(2) 加强心理疏导,及时培养未成年禁止饮酒的意识,告知饮酒的危害。

(3) 尽量避免让儿童单独活动,家长应做好看护。

(杨程)

第十节　家用清洁剂中毒

案例导入

某 3 岁男孩在家中客厅玩耍时,妈妈在阳台使用 84 消毒液浸泡衣物,突然电话铃响,妈妈顺手将没有盖好的 84 消毒液放在茶几上，前去接听电话。男孩因为好奇拿起84消毒液喝了几口，妈妈接完电话返回阳台继续洗衣服，数分钟后孩子告诉妈妈肚子痛并出现呕吐症状，妈妈看到茶几上有洒出的84消毒液，发现孩子可能误服了84消毒液，立即将其送至附近医院就诊。

问题：

（1）儿童为什么会误服84消毒液？家中存在哪些风险点？

（2）应如何紧急处理儿童家用清洁剂中毒？

一、常见风险点

1. 个人风险点

研究显示，家用清洁剂是5岁及以下儿童最常误服的5种毒物之一。低龄儿童认知有限，不能分辨家中各类物品的危险性，受好奇心驱使，对于包装鲜艳或自己没有接触过的物品更加感兴趣，容易将各类家用清洁剂误认为饮料、牛奶等。

2. 致伤因子风险点

家用清洁剂种类繁多，大多包装鲜艳，极易吸引低龄儿童的注意；大多数家用清洁剂瓶盖没有防儿童开盖设计，儿童可以轻易打开包装，增加误服的风险；较多种类的家用清洁剂为液体，容易导致儿童误服。

3. 环境风险点

家用清洁剂直接放置在较低的柜子或架子上，甚至直接放置在地上，儿童可以轻易获取；家长使用完清洁剂后未及时拧紧瓶盖或未及时放置到安全位置，增加儿童接触风险；儿童在玩耍过程中缺乏有效看护。

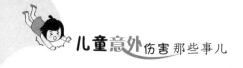

二、常用预防策略

1. 与监督相关的策略

儿童玩耍过程中需要有人看护，尤其是低龄儿童；注意观察儿童是否有将不明液体或固体喝进或放进嘴里的习惯；教育儿童不能随意食用或饮用非家长给的东西；告知儿童应从气味、颜色等方面判断不明液体是否可以饮用，而不能从塑料瓶的形状或包装来判断。

2. 改变环境的策略

不要将家用清洁剂放置在儿童可以接触的位置，尤其是在家里有低龄儿童的情况下；使用完清洁剂后应立即拧紧瓶盖，放回安全的位置；禁止将清洁剂装到饮料瓶、牛奶瓶或无包装标识的瓶子中。

三、常见表现及急救处理

家用清洁剂中毒的常见症状：口腔、咽喉及食管受损，如出现口腔灼烧感、咽喉疼痛、吞咽困难等症状；胃肠道症状，如恶心、呕吐、腹痛、腹泻等；神经系统症状，如头痛、头晕、乏力，甚至意识模糊、抽搐等。

1. 催吐

对于意识清醒的中毒儿童，可以采用催吐的方式排出暂未被吸收的毒物，最常采用的方式是刺激咽喉部产生呕吐反应，从而将胃内容物呕出，减少毒物的吸收。催吐禁用于以下情况：①已经出现昏迷，催吐易导致呕吐物误入气管，引起窒息；②出现惊厥，催吐可能导致病情加重；③误食腐蚀性的清洁剂，催吐易引起消化道穿孔、出血等；④有其他严重疾病，如严重心脏病、主动脉瘤等，或曾患消化道出血、食管－胃底静脉曲张等疾病。

2. 禁食

误服家用清洁剂后应立即禁食，不能再经口食用任何食物，避免增加清洁剂的吸收。

3. 立即就医

尽快拨打 120 急救电话或自行前往医院就诊处理。就医时应告知误服清洁剂的种类及误服的量，便于医务人员及时、准确地采取救治措施。

 案例分析

如何预防儿童误服家用清洁剂？

案例中的 3 岁男孩处于幼儿期，对未知事物充满好奇心，对包装鲜艳、种类繁多的家用清洁剂容易感兴趣，且缺乏安全风险认知及防护能力。家长风险意识不足，未妥善放置家用清洁剂。这些因素导致该男孩误服家用清洁剂，从而导致中毒。那么，如何预防儿童误服家用清洁剂？

1. 与监督相关的策略

（1）对儿童应保持持续、有效的看护。

（2）教育儿童不要进食不明物体。

2. 改变环境的策略

（1）家用清洁剂应放置在儿童无法接触的位置。

（2）清洁剂使用完后应拧紧瓶盖，并放置在安全位置。

（3）不可将清洁剂装到其他瓶子中，以免误服。

（马丽）

第五章　动物伤害

第一节　犬抓/咬伤

 案例导入

某2岁半女孩与妈妈在小区内玩耍时遇一只大型犬，大型犬对女孩发起攻击，将其咬伤。女孩全身有多处咬伤，还有右肾挫裂伤、右侧肋骨骨折。

问题：

（1）女孩为什么会被犬咬？小区内存在哪些风险点？

（2）应如何紧急处理犬咬伤？

一、常见风险点

1. 个人风险点

儿童在犬抓/咬伤患者中占有相当高的比例。儿童对外界事物充满好奇心，防范意识较弱，看到犬类等哺乳动物会主动接近，但有时候犬类会认为自身安全受到威胁，发起攻击。儿童体格较小，与某些品种犬类高度相当，对其几乎没有威慑力。儿童有时会不自觉地盯着犬类的眼睛看，这种相当高度的凝视会让犬类觉得受到威胁从而激发攻击意识。大型犬对儿童发起攻击时，儿童毫无招架之力，只能任其撕咬，严重者可致残、致死。男童有更高的犬抓/咬伤发生率。低龄儿童可能会在无意中尝试冒险行为，而年长儿童可能会主动寻求冒险行为并以此体验冒险成功带来的快乐。

2. 致伤因子风险点

犬类的牙齿锋利，喜欢追捕其他动物，并且携带较多病毒及细菌，犬抓/咬伤后有感染狂犬病病毒及破伤风梭菌的风险；犬类有咬伤饲养人及其家属的风险；成年雄性犬为争夺配偶有攻击其他动物或人的风险。

3. 环境风险点

犬类的领地意识使其有伤人的风险；饲养人不知晓禁养犬类品种，违规饲养烈性犬、大型犬；饲养人对所饲养犬种风险评估失误，外出遛狗不拴牵引绳；儿童被犬攻击时无防御设施；遇大型犬攻击儿童时，即使有家长在场，因力量有限无法保护儿童和自己。缺乏家长看护是儿童尤其是低龄儿童犬抓/咬伤发生率增高的一个重要因素。

二、常用预防策略

1. 与监督相关的策略

任何犬类都可能伤害儿童，因此，预防犬抓/咬伤要针对各种类型的犬类。教育儿童尽量避免接近陌生犬只、无主犬、流浪犬。与犬类相处时不要直视或尖叫，不招惹、欺负、挑逗犬类。注意犬类的行为信号，如果其表现出紧张、恐惧或攻击迹象，应立即停止接近并离开。如遇威胁行为或被犬类追赶，不要尖叫或逃跑，不要用手或物品打击它，避免与它对视，保持冷静，慢慢后退离开。如果被犬类攻击，可脱下衣服包住它的头部，或拿大棍子将它吓跑。家长要尽到监护和照看责任，不要让儿童与犬类

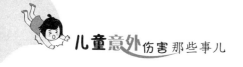

单独相处。

2. 改变环境的策略

预防犬抓/咬伤的根本在于加强犬类管理。饲养人要注意遛狗牵绳，做好人和犬类的狂犬病疫苗接种，小区或家里不饲养烈性犬和大型犬。文明养狗，使用牵引绳、嘴套等设备管理自家宠物犬，选择安全的遛狗时间，避开人群和宠物聚集的地方。

三、常见表现及急救处理

犬抓/咬伤后会出现局部抓痕、皮肤破损、疼痛、红肿、出血、伤口感染等情况。如果不及时接种狂犬病疫苗可能会感染狂犬病病毒，出现发热、怕水、怕光、怕风、烦躁、呼吸困难甚至死亡现象。

1. 一般伤口

被犬抓/咬伤后应立即彻底清理伤口，一般情况下不予缝合。抓/咬伤伤口需要立即用肥皂水和有一定压力的流动水进行交替清洗，时间约为 15 分钟，直至无渗血后再使用碘伏对伤口实施消毒。

2. 严重伤口

需紧急就医，在伤口深处用注射器抽吸无菌生理盐水或注射无菌生理盐水反复冲洗，必要时可实施扩张手术去除创面周围坏死组织及异物，然后再行冲洗。

3. 狂犬病的预防

被犬抓/咬伤后，如果皮肤完整性被破坏，应注射狂犬病疫苗。被犬抓/咬伤后应紧急处置伤口并及时就医，根据暴露程度接种狂犬病疫苗和注射狂犬病被动免疫制剂。狂犬病是严重的传染病，一旦发病则病死率为 100%。全程、有效注射狂犬病疫苗是预防狂犬病的最主要方法。因此，若儿童被犬抓/咬伤，一定要及时告诉家长或老师等看护人，以免错过注射狂犬病疫苗的最佳时机。此外，犬抓/咬伤后易感染破伤风梭菌，未注射过破伤风疫苗者需及时就医注射破伤风疫苗。

 案例分析

如何预防儿童被犬抓/咬伤？

观看视频

案例中的 2 岁半女孩处于幼儿期，对周围事物的感知能力逐渐增强，对新鲜事物好奇心浓厚，对动物缺乏畏惧心理及防御能力。家长缺乏预防和急救知识。此外，犬只管理不够规范，随意放养，存在犬抓/咬伤安全风险。这些因素导致该女孩被犬抓/咬伤。那么，如何预防儿童被犬抓/咬伤？

1. 与监督相关的策略

（1）儿童出门玩耍过程中家长应时刻关注儿童，远离陌生犬只，识别犬只危险行为。

（2）学习犬抓/咬伤的预防及急救知识。

2. 改变环境的策略

（1）保持环境安全，发现流浪犬、无主犬、违禁饲养犬等及时通知相关部门实施监管。

（2）饲养人遛狗时主动拴好牵引绳，不要饲养烈性犬及大型犬。

（解继红）

第二节　蜂蜇伤

 案例导入

某 6 岁男孩在树荫下玩耍，树上的蜂窝被风吹落，四处乱窜的毒蜂蜇伤孩子，导致男孩全身 20 多处蜇伤。由于蜂毒刺伤数量多，孩子出现细菌感染征象、横纹肌损伤、凝血功能异常。

问题：

（1）儿童为什么容易发生蜂蜇伤？环境中存在哪些风险点？

（2）应如何紧急处理儿童蜂蜇伤？

一、常见风险点

1. 个人风险点

儿童对各类事物充满好奇心，对危险认知不足，出于好奇心去摇晃或捣毁巢穴；儿童大多身着色彩鲜艳的服饰，毒蜂对蓝色和黄色尤其敏感，这些颜色易吸引毒蜂注意；户外儿童喜好奔跑、活动，毒蜂对快速移动的物体容易产生敌意；儿童遇见毒蜂时容易惊慌，以致用力驱赶、奔跑，毒蜂对突如其来的动作感受到威胁，从而采取防御行动。

2. 致伤因子风险点

蜂毒因蜂种的不同而成分各异，对人体的损害机制包括蜂毒的直接毒性作用、蜂毒相关过敏反应引起的间接损伤。

3. 环境风险点

我国蜂种资源丰富，地形地貌多样化，具有品种繁多的蜜源植物，花期衔接，蜂蜇伤除夏秋季节高发外，四季均有散发。夏秋季节是蜂类繁殖、迁居的季节，此时的毒蜂极具攻击性，且毒素最强。

二、常用预防策略

1. 与监督相关的策略

去野外建议穿着白色服装，减少皮肤外露并戴帽子；如果发现毒蜂应保持静止，等毒蜂飞走后再离开；避免使用含香味的防晒霜、香水等化妆品；保管好食物和饮料，避免含糖或甜味饮料外露；家长要告诫儿童发现蜂巢立即远离，一定不能捅蜂巢，及时拨打 119 寻求帮助；遭遇毒蜂时千万不要惊慌乱跑或胡乱拍打，尽量就近选择建筑物、车厢等封闭空间躲避；被毒蜂攻击时应趴在地上或就地蜷缩，尽量减少皮肤外露，可用衣物护住全身尤其是头面部。

2. 改变环境的策略

户外活动时观察周围是否有蜂巢，远离草丛、灌木丛及蜂巢。庭院内的树木要经常修剪，减少毒蜂筑巢的机会，避免在房屋周围栽种多汁植物，减少毒蜂进入宅院的机会。在人类活动区附近发现蜂巢，若没有完善的防护装备切勿自行摘蜂巢，可报告给消防部门处理。

三、常见表现及急救处理

1. 局部损害

蜇伤处若见红肿、疼痛、瘙痒，且毒刺残留，应尽快去除肉眼可见的毒刺。不要用手挤压，应用粘性大的胶带拔除。可中和毒液，蜜蜂蜇伤可选弱碱性液体如肥皂水、碳酸氢钠等清洗伤处再行局部消毒处理；胡蜂蜇伤可采用弱酸性液体（如食醋）清洗伤口。肿胀明显者可抬高患肢，48 小时内给予局部冰敷。

2. 全身过敏反应

蜇伤后数分钟到数小时内，如果表现为迅速扩大的皮疹、呼吸困难、恶心、呕吐等，部分出现腹泻症状，应及时就医。过敏性休克是蜂蜇伤早期致死的主要原因，应注意观察。

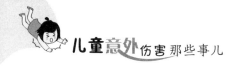

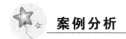 **案例分析**

如何预防儿童蜂蜇伤?

案例中的 6 岁男孩处于学龄期,活泼好动,但缺乏蜂蜇伤相关知识。家长未检查环境安全,看护及教育不到位。这些因素导致他被蜇伤。那么,如何预防儿童蜂蜇伤?

1. 与监督相关的策略

(1) 发现毒蜂应保持静止,等毒蜂飞走后再离开。

(2) 遭遇毒蜂时千万不要惊慌乱跑或胡乱拍打,尽量就近选择建筑物、车厢等封闭空间躲避。

(3) 被毒蜂攻击时应趴在地上或蜷缩着,尽量减少皮肤外露,可用衣物护住全身尤其是头面部。

(4) 发现蜂巢时立即远离,一定不能捅蜂巢,可及时拨打119 寻求帮助。

2. 改变环境的策略

(1) 户外玩耍时观察周围环境,及时排除隐患。

(2) 家长应学习蜂蜇伤相关知识,增强急救意识。

蜂蜇伤提示

乱花渐欲迷人眼,遇见毒蜂躲远点。

蜇后拔刺要小心,不挤不捏胶带粘。

冲洗伤口敷蛇药,肿胀明显可冰敷。

过敏赶快送医院,及时就医保平安。

(吴瑀)

第三节 蛇咬伤

 案例导入

某 8 岁男孩放学后与小伙伴去池塘边玩耍，不慎被躲在草丛中的蛇咬伤。家长赶到后发现孩子右小腿有两个明显的牙印，周围出现肿胀和红斑，并伴有剧烈疼痛感。男孩面色苍白，全身冷汗淋漓。家长立即拨打了 120 急救电话，并用干净的布条对孩子的右腿进行简易包扎。医生检查发现孩子体温达 38℃、心率过快、面色苍白，伤口处肿胀程度加剧，立即进行血液毒理测试，最终确认孩子被毒蛇咬伤。

问题：

（1）儿童为什么会被蛇咬伤？如何预防儿童被蛇咬伤？

（2）应如何紧急处理蛇咬伤？

一、常见风险点

1. 个人风险点

儿童具有较强的好奇心，喜欢到大自然中探索，喜欢成群结队在户外玩耍，但缺乏对周围环境安全风险的认知及防护能力。

2. 致伤因子风险点

蛇喜欢阴暗、潮湿、草木茂盛的地方。

3. 环境风险点

未在容易发生蛇咬伤的区域设置明显的警示标识；儿童在户外玩耍时未穿戴必要的防护装备，如未穿着厚实的袜子和长裤、未穿防蛇靴等；天气炎热时在户外乘凉或睡觉易发生蛇咬伤；儿

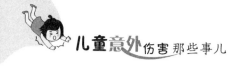

童玩耍过程中无家长看护。

二、常用预防策略

1. 与监督相关的策略

家长需要加强对儿童的教育，让儿童了解蛇的习性，告诉儿童不要随意触摸不明生物，尤其是在草丛、树洞等附近玩耍时要结伴而行；教会儿童认识警示标识；儿童玩耍过程中需有家长看护。

2. 改变环境的策略

在容易发生蛇咬伤的区域设置明显的警示标识；选择相对安全的场地玩耍，如开阔且地势平坦的地方，避免到草丛密集或环境复杂的地方玩耍；必要时可为儿童准备恰当的户外防护装备，确保其在参与户外活动时受到充分的保护；避免在户外睡觉，到户外乘凉时注意做好防蛇措施。

三、常见表现及急救处理

无毒蛇咬伤一般表现为局部牙印、皮损、疼痛、红肿或出血。有毒蛇咬伤可能会引起头晕、发热、恶心、呕吐、四肢无力、呼吸困难、皮下/内脏出血等全身症状，严重者可能导致死亡。

1. 立即处置咬伤部位

发现被蛇咬伤后，首先要尽快将被咬伤部位固定，避免毒液向全身扩散；随后用干净的纱布等包裹住伤口，降低伤口处的血液循环。

2. 清理伤口

如果伤口较浅，及时用肥皂水冲洗，切勿对伤口进行挤压或吸吮。

3. 快速就医

立刻将儿童送到医院，避免儿童自己移动，防止毒液扩散。

4. 观察并记录症状

在送往医院的途中或等待救护车到来时，要保持受伤部位低于心脏位置，并尽力安抚，避免儿童哭闹加剧毒液扩散；同时观察儿童的意识状态、面色、呼吸等，必要时和医务人员沟通。

 案例分析

如何预防儿童蛇咬伤？

案例中的 8 岁男孩处于学龄期，好奇心强、活泼好动，但个人安全风险认知及防护能力不足。此外，家长看护及教育不到位，有蛇出没的环境缺乏警示标识。这些因素导致男孩被蛇咬伤。那么，如何预防儿童蛇咬伤？

1. 与监督相关的策略

（1）家长需加强对孩子个人防护意识的教育，告知孩子户外玩耍时避免到草木茂盛、阴暗、潮湿的地方去。

（2）家长在孩子玩耍过程中需陪同看护。

（3）家长应学习蛇咬伤急救相关知识，增强急救意识。

2. 改变环境的策略

（1）在有蛇出没的区域设置醒目的警示标识。

（2）为孩子们选择相对安全的场地玩耍，如开阔且地势平坦的地方。

（3）必要时家长可为孩子准备恰当的户外防护装备。

（李杨）

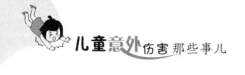

第四节　毒虫咬伤

 案例导入

　　某3岁男孩在野外草地上玩耍时右手不慎被蜈蚣咬伤，瞬间感到剧痛，进而右手肿胀，最后整个右上肢逐渐出现酸痛、麻木、冰凉等症状。后送往医院就诊，医生检查发现患儿右手背皮肤可见两个瘀点，周围皮肤出现红斑、明显肿胀，并出现破溃、脓肿症状，加上患儿高热不退，最高达40.3℃，遂立即予以救治。

　　问题：

　　（1）儿童为什么会被毒虫咬伤？生活中存在哪些风险点？

　　（2）应如何紧急处理儿童毒虫咬伤？

一、常见风险点

1. 个人风险点

　　婴幼儿和学龄前期儿童的认知不断发展，对周围环境充满好奇心，对危险的认知不足，对毒虫如蜈蚣、蝎子、蚂蟥等缺乏认知，不能有效躲避毒虫叮咬；儿童的皮肤比较薄弱，新陈代谢较为旺盛，容易出汗，汗液中含有的氨基酸和其他化学成分可产生气味，易吸引毒虫从而导致毒虫叮咬。

2. 致伤因子风险点

　　叮咬伤伤口、毒虫毒素。

3. 环境风险点

　　家长未做好家庭防护工作，如未及时清理家庭垃圾和积水、未安装纱窗等，使得毒虫滋生叮咬儿童；进入公园、郊野等自然环境中未做好防护，儿童露出较多皮肤，未有效涂抹驱虫剂；儿童玩耍过程中无家长看护。

二、常用预防策略

1. 与监督相关的策略

不要将儿童独自留在阴暗、潮湿、脏乱的环境中；教会儿童识别常见毒虫，一旦遇见则进行有效躲避；教育儿童不在池塘洗脸、游泳或饮用生水；毒虫活动高峰期避免带儿童进行户外活动；带儿童进入公园、郊野等自然环境中穿浅色衣服，以便及时发现身上的虫子，穿长衣长裤时需扎紧领口、袖口和裤脚，勿穿凉鞋、拖鞋、露趾鞋，需戴好手套、帽子及披肩，避免暴露皮肤；选择恰当的驱虫剂驱避毒虫，使用驱虫剂时注意阅读产品说明书，最好先喷到手上再涂到脸上，并注意涂抹时间，如果出现出汗、淋雨等情况注意补充涂抹，以维持良好的驱虫效果；户外活动回家后一定要检查儿童身上是否有被咬的痕迹，重点检查肘窝、腋窝、脖子、耳背、头皮、腹股沟等虫子容易藏匿的地方，如蜱虫表现为突出的小黑点。

2. 改变环境的策略

改善生活环境，清理家中潜在的毒虫栖息地，整理厨房，及时倾倒垃圾，保持室内干燥通风，避免潮湿和密闭的环境，减少毒虫滋生；可在家中潮湿的地方喷驱虫剂，防止毒虫滋生；若在密切接触的环境中发现毒虫，可喷洒驱虫剂将其消灭；野外郊游或露营时应选择干燥、草木稀少的地方，不要选择在湖边、河边或溪边露营。

三、常见表现及急救处理

儿童被毒虫咬伤后可能会出现疼痛、瘙痒、红肿、荨麻疹、

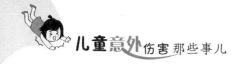

水疱等症状，严重者可出现全身毒性反应、肝肾功能损伤、中枢神经系统异常等症状。

1. 基础处理

被毒虫咬伤后建议局部进行常规消毒，就近选取流动水、肥皂水冲洗，并进一步使用生理盐水、碘伏、呋喃西林溶液、过氧化氢水溶液（双氧水）等清洗伤口；若被水蛭咬住，可用手掌或鞋底连续轻拍虫体或周围皮肤，利用震荡使水蛭自行退出、脱落，有条件者可用食盐或浓醋、白酒置于虫体表面，数分钟后水蛭可自行退出。挤压伤口周围皮肤，尽可能将血液挤出后再清洗伤口；被毒虫咬伤后建议用绷带、丝巾等近心端结扎，注意松紧度，以能阻断静脉、淋巴液回流且保证动脉血流为度，每隔 10~15 分钟适当松开 1~2 分钟。

2. 局部外用药物

若伤处红肿显著、疼痛剧烈，可在咬伤处周围皮下注射 2% 利多卡因溶液迅速镇痛，并防止毒液扩散；禁搔抓或揉搓受伤部位，可予局部冷敷进行镇痛、止血和消肿；可将季德胜蛇药片或上海蛇药用水调成糊状，外涂伤处。

3. 及时就诊

出现明显的伤口红肿、体温升高、伤口发痒、流血不止、发热、胸闷、气促、恶心、呕吐、呼吸困难、心跳加速甚至抽搐、昏迷等情况，应及时送医治疗。

 案例分析

如何预防儿童毒虫咬伤？

案例中的 3 岁男孩处于幼儿期，缺乏安全风险认知能力，不能有效识别和躲避毒虫。此外，家长看护及教育不到位，未检查环境安全，未采取防虫措施。这些因素导致该男孩被毒虫咬伤。那么，如何预防儿童毒虫咬伤？

1. 与监督相关的策略

（1）避免在毒虫活动高峰期带儿童进行户外活动。

（2）带儿童进入公园、郊野等自然环境中时应穿长衣长裤并扎紧领口、袖口和裤脚，不要穿凉鞋、拖鞋、露趾鞋等，需戴好手套、帽子。

（3）选择恰当的驱虫剂驱避毒虫，涂抹于身体暴露部位。

（4）家长应学习毒虫咬伤预防及应急处理相关知识，增强急救能力。

2. 改变环境的策略

野外郊游或露营时应选择在干燥、草木稀少的地方，不要选择在湖边、河边或溪边露营。

（龙艳）

第六章 烧/烫伤

第一节 皮肤烫伤

 案例导入

某 3 岁男孩与其他小朋友在家中玩耍时不慎撞到桌子，导致茶水洒在手背上，手背皮肤发红，家长随即用牙膏涂抹皮肤。

问题：

（1）该儿童发生皮肤烫伤后家长的处理方式是否正确？

（2）室内有哪些皮肤烫伤风险点，如何预防皮肤烫伤？

一、常见风险点

1. 个人风险点

绝大多数皮肤烫伤是因家长看护不当导致。儿童好动、探索欲强、喜欢模仿，但发育尚未完全、肢体协调能力差、风险意识弱，导致他们在使用物品或玩耍时极易发生烫伤。常见的不安全行为：在厨房玩耍，独自进食热汤、热水、热粥等食物，端取热液食物，触碰水蒸气等热蒸气。

2. 致伤因子风险点

热水、热油、热粥等热液及水蒸气等热蒸气。

3. 环境风险点

将刚煮好的热粥、热汤等放置于地面或椅子上；洗澡时水温过高；洗澡时离开儿童；热水壶放置在儿童易触及处，水杯、茶杯等放置在桌边，在茶几等高度较低的平台上烹煮食物或进食；将儿童独自留在家中等。

二、常用预防策略

1. 与监督相关的策略

应当采用适宜方式提高儿童的风险识别能力，要让儿童知道哪些物品会造成烫伤，并教育儿童不要触碰、抓取或单独使用这些物品。同时，教育儿童不在厨房嬉戏打闹，不在盛有热液的器具附近玩耍；教育儿童洗澡时不要随意转动开关；禁止将儿童独自留在高风险环境中。

2. 改变环境的策略

热水壶放置于儿童不能触及处；保温杯使用后及时盖紧；选择双层材质的水杯、碗给儿童使用；婴幼儿进食时使用婴幼儿餐椅；不在茶几等高度较低的平台上放置热液、煮火锅等；选择恒温热水器；使用热水器时先调好水温再让儿童进入浴室；使用澡盆给儿童洗澡时，先加冷水再加热水；不在地上使用热水壶；将盛装热液的容器放在桌子中间。

三、常见表现及急救处理

Ⅰ度皮肤烫伤仅损伤皮肤表层，局部皮肤轻度红肿、灼痛，无水疱；Ⅱ度皮肤烫伤损伤真皮，局部出现红、肿、疼痛，有大小不等的水疱；Ⅲ度皮肤烫伤损伤全层皮肤，创面呈白色、灰色或焦炭色，干燥，无水疱和弹性，可能伴有休克。

1. 即刻处理

立即去除热源，脱去被热液、热蒸气浸湿的衣物，若衣物与

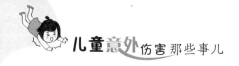

皮肤粘连,不可强行去除,应先冲洗后再用剪刀剪掉未粘连的衣物,粘连部分留给医务人员处置。此外,采用科学方法降低局部皮肤温度,切勿使用牙膏、酱油、蛋清等偏方或紫草油等药物,以免加重局部感染。

2. 红肿创面的处理

使用干净冷水持续冲洗创面 30 分钟以上,也可将创面浸泡于干净的冷水中。若为头部、颈部等不能冲洗、浸泡的部位,可使用干净毛巾湿敷创面。家中若有冰块也可用干净毛巾或衣物将冰块包裹后敷于创面,注意避免温度过低导致皮肤冻伤。冲洗、浸泡或冷敷后可使用湿润烧伤膏涂抹创面,可减轻疼痛且有治疗效果。此外,应尽量减少儿童的创面活动,避免因活动产生摩擦导致病情加重。

3. 水疱的处理

出现水疱的部位除采取上述处理措施外,应保持水疱完整,及时送医,切勿将水疱表皮剪去或刺破,避免造成感染。

4. 脱皮的处理

出现脱皮表示烫伤程度已经较为严重,若面积较大,极易引起脱水、休克,应保持创面清洁,并及时拨打 120 急救电话,交由医务人员处置。

 案例分析

扫一扫,
观看视频

烫伤后能否使用偏方?

案例中的 3 岁男孩烫伤后,家长使用牙膏涂抹创面是不可行的,除此之外,酱油、蛋清及其他不明确的偏方均可能导致创面二次损伤及感染。紫草油等有颜色的药物虽然对创面有治疗作用,但使用后会影响医务人员对伤情的判断,建议在就医后根据医务人员指导使用这些药物。

正确的处理方式：先将烫伤创面置于水龙头下，使用冷水持续冲洗半小时以上；或将烫伤创面置于盛有干净冷水的盆中半小时以上；也可使用毛巾包裹冰块对创面进行冷敷。这样不仅能减轻患儿的疼痛，也可使局部血管收缩，减轻局部肿胀。冲洗、浸泡或冷敷后可局部涂抹湿润烧伤膏，烧伤膏中含镇痛药物成分，也可减轻患儿疼痛，同时对创面有治疗效果。若经上述处理后出现水疱等病情加重情况，应及时送医治疗。

（文阳）

第二节 食道烫伤

 案例导入

某 3 岁男孩外出玩耍时出汗较多，十分口渴。奶奶将煮沸的开水装入带吸管的保温杯中，男孩回家后大口饮用杯中水，随即出现哭闹，家人进行安抚，并引导其饮入温水。夜间男孩出现咽痛，家人以为男孩白天外出玩耍出汗较多导致受凉，未引起重视。第二天，男孩拒绝进食，伴有咽痛加重及胸骨后疼痛。家人将其送医后发现其咽部充血红肿，少许黏膜剥脱，胃食管镜发现食管黏膜充血红肿，部分糜烂及溃疡面形成。入院予以消炎镇痛、禁食、补液、促黏膜修复等处理。

问题：

（1）儿童为什么会发生食道烫伤？家中存在哪些风险点？

（2）应如何紧急处理儿童食道烫伤？

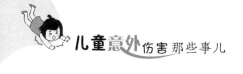

一、常见风险点

1. 个人风险点

食道烫伤在各个年龄层均有发生，婴幼儿和学龄前期儿童食道烫伤发病率低，国内外相关研究较少，因此常被忽视。婴幼儿处于认知不断发展的过程，对危险的判断能力较弱。口腔和食管黏膜对高温不敏感，但其能耐受的温度为 50℃～60℃。婴幼儿缺乏判断温度是否合适的能力，因此，进入婴幼儿口腔的食物温度过高可能会对他们的口腔和食管造成烫伤。而对于年长儿童，尽管其具备判断的能力，但饮水装备的"假象"，如带吸管的保温杯表面不烫，但里面装的可能是高温热水，可能导致年长儿童判断失误从而饮入高温热水后出现食道烫伤。

2. 致伤因子风险点

摄入刚煮沸的开水、流食，烤过或炸过的食物。

3. 环境风险点

将刚煮沸的水倒入带吸管的保温杯中，加热饮水机设置不当，家中厨房和客厅无隔断，儿童进食过程中无家长看护。

二、常用预防策略

1. 与监督相关的策略

教育儿童不能摄入刚煮沸的开水、粥、汤等食物，教导儿童不在厨房玩耍，低龄儿童进食过程中需有家长看护。

2. 改变环境的策略

勿将刚煮沸的水倒入带吸管的保温杯中，加热饮水机设置儿童锁，在厨房和客厅设置隔断装置。

三、常见表现及急救处理

1. 咽痛和胸骨后痛

食道烫伤涉及口、咽、喉及食管的广泛损伤。咽痛和胸骨后疼痛是最常见的症状。烫伤后严禁再次进食过热食物，可给予磷酸铝凝胶保护黏膜和康复新液促进黏膜修复。婴幼儿口腔及食管黏膜薄嫩，易出现喉梗阻及溃疡等并发症，及时去医院就诊。

2. 吞咽困难

损伤严重可出现吞咽困难情况，一方面是因为咽部黏膜及食管黏膜损伤、剥脱、疼痛导致儿童惧怕吞咽；另一方面是因为急性期少部分患儿因食管黏膜下血肿形成造成梗阻，导致无法吞咽。吞咽困难如果长时间存在，应警惕食管损伤后瘢痕形成造成的梗阻。出现上述情况应及时到医院处理。

3. 食道出血

口腔及食管黏膜损伤后，可能出现黏膜坏死、溃疡形成、局部出血，甚至可能会出现呕血。如患儿意识清楚，应予以禁食，立即送医；如意识不清，应侧卧或头偏向一侧，防止呕吐物误吸，立即就医。

 案例分析

如何预防儿童食道烫伤？

案例中的3岁男孩处于幼儿期，认知能力和对危险的识别能力还不足。此外，家长对于食道烫伤的风险意识不强，未及时识别儿童发生食道烫伤。这些因素导致该男孩食道烫伤。那么，如何预防儿童食道烫伤？

需加强儿童对烫伤的认识，教育他们正确合理地使用饮水相

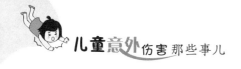

关设备，包括水杯和饮水机等。家长应对可能存在的烫伤风险加强识别和干预，如将开水、热汤放至儿童无法接触的地方。此外，由于儿童的口腔及食管黏膜发育特点，自我表达能力不完善，病情变化隐匿，需高度警惕病情加重及并发症发生。出现烫伤后若出现疼痛、呕血、吞咽困难等症状，及时去医院就诊。

（唐发娟）

第三节 皮肤烧伤

 案例导入

某3岁女孩，冬天和妈妈在家中烤炭火取暖，母女二人二氧化碳中毒昏迷，滚落到炭火中。仅仅几秒钟，女孩的头部、面部、手部被严重烧伤。经过3次手术后，女孩脸上的瘢痕增生已开始显现，耳朵上仍裹着纱布，左手掌截肢。

问题：

（1）儿童为什么会发生皮肤烧伤？家中存在哪些风险点？

（2）应如何紧急处理儿童皮肤烧伤？

一、常见风险点

1. 个人风险点

儿童的认知能力发展晚于运动能力发展，使他们有接触危险的机会，但缺乏预判和躲避危险的能力。儿童的大脑和神经系统还在发育中，尚未完全成熟。在这个阶段，他们缺乏对潜在危险的意识和判断能力，容易受到周围环境的诱惑或干扰。此外，他们的运动技能和协调能力还不够成熟，无法快速反应和避开潜在的危险。

2. 致伤因子风险点

火炉、炉灶、烛台、烟火等火源和明火是导致儿童皮肤烧伤的常见原因。烤箱、热水壶等也可能导致儿童烧伤。儿童对火的危险性认知不足，可能因为好奇或不慎而接触到火源。化学品和热化学物质如清洁剂、腐蚀剂等可能造成儿童皮肤烧伤。使用火具如打火机、火柴或烟花爆竹等容易导致儿童皮肤烧伤。

3. 环境风险点

家庭环境：家中的火源没有得到妥善的储存和管理，使得儿童易于接触到火源。室内布局：家具、装饰物等物品摆放不当，可能增加儿童触碰火源的风险。家庭教育：缺乏对儿童安全意识的教育和培养，家长对火源的安全知识了解不足。

二、常用预防策略

1. 与监督相关的策略

加强儿童皮肤烧伤的相关知识和安全意识教育，包括火源的安全使用、危险区域的识别等。儿童不得接触火具和其他可产生火花的物品，如打火机、火柴、烟花爆竹等。

2. 改变环境的策略

合理布置家具和装饰物，避免儿童接触到火源等危险物品。确保热水和热油等热液体的安全储存和使用，如使用锁定盖的水壶、热液体储存容器远离儿童等。此外，可以安装设备预防意外发生，如烟雾报警器、住宅喷水灭火器等。

三、常见表现及急救处理

皮肤烧伤的症状与损伤深度有关，可出现皮肤红、肿、烧灼感、疼痛、水疱、渗液、痂皮和焦痂等症状，重者可出现休克及器官损伤甚至死亡等现象。

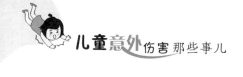

1. 转移场地，脱离致伤火源

皮肤烧伤后，应迅速检查周围环境并将儿童转移到安全场地，脱离致伤火源。立即检查儿童的意识状态、呼吸状态和脉搏状态。如果呼吸、脉搏异常，应立即拨打120急救电话。

2. 清除所有潜在致伤因素

清除闷热、烧焦或沾染化学品的衣物和所有的配饰，必要时剪开衣服，切勿直接脱去衣物以防撕脱烧伤皮肤。处理火烧伤时，应立即平躺，使着火面朝上，防止火焰波及头部和面部，减少吸入一氧化碳，随即用水浇灭火焰或用厚布单等压灭火焰。处理化学品烧伤时，救助者应首先做好个人防护，再去除患儿沾染化学品的衣物和化学品，使用大量清水彻底冲洗至少20分钟。

3. 冲洗或冷敷烧伤部位

脱离致伤火源之后，烧伤部位深部组织的温度会继续上升，冷疗可以降低烧伤部位温度，减轻损伤；冷疗还可以减少5-羟色胺的生成，降低烧伤部位神经末梢的痛觉敏感度，减轻疼痛。在现场用自来水或洁净水冲洗烧伤创面，达到冷疗效果。不能冲洗的创面使用常温水冷敷降温。冷疗持续至少30分钟或直到烧伤部位没有明显疼痛为止，烧伤后3小时内冷疗都有效果。不能用冰块或冰水冷敷或冲洗，会导致血管痉挛加剧，加重组织缺血和疼痛。

4. 简单处理烧伤创面

冷疗之后，用干净物品（清洁衣物、布单和保鲜膜等）覆盖所有的Ⅱ度和Ⅲ度烧伤创面。覆盖烧伤创面可以保护创面，避免污染和继发感染。此外，切勿自行在创面涂抹药物或"偏方"，如酱油、牙膏等，以免影响医务人员对烧伤创面的评估，同时会增加感染风险。如烧伤创面形成水疱，水疱皮有屏障保护作用，切勿自行刺破水疱，应交给医务人员处理。

5. 尽快到医院进行专业治疗

快速处理烧伤创面后尽快到医院进行专业治疗。

 案例分析

如何预防儿童皮肤烧伤？

案例中的3岁女孩处于幼儿期，缺乏自我保护和识别危险的能力。此外，由于使用了不安全的取暖方式（炭火），以及妈妈缺乏安全意识，导致儿童皮肤烧伤的发生。那么，如何预防儿童皮肤烧伤？

1. 与监督相关的策略

提高家长及儿童对火源和热源安全的意识，以便正确选择和处理相关设备，并知晓如何应对突发情况。

2. 改变环境的策略

在家庭环境中设置适当的安全设施，如安装安全栏杆或屏障，防止儿童接触危险区域。

（杨茹）

第四节　食道烧伤

 案例导入

某2岁半男孩，某日午餐后不久，家长发现其突然哭闹并用手握住喉咙，出现连续作呕情况。经询问，孩子自述食用了放在角落的瓶子中的东西。家长发现瓶签描述内部含有腐蚀性化学物质。孩子嘴唇逐渐发紫、声音嘶哑、喉咙疼痛，家长立即将其送往医院。经查，急诊胃镜显示男孩食管中下段有灼伤及溃疡改

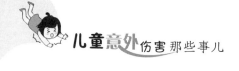

变，诊断为化学性食道烧伤。

问题：

（1）儿童为什么会发生食道烧伤？

（2）如何预防儿童食道烧伤？

（3）应如何紧急处理儿童食道烧伤？

一、常见风险点

1. 个人风险点

儿童因认知不断发展，对事物拥有强烈好奇心，但对危险的认知不足，故发生食道烧伤的概率较高。常见的不安全行为：触摸或食用未知物品。

2. 致伤因子风险点

家中存放酸、碱等危险物品。

3. 环境风险点

使用盛装食物的容器盛装酸、碱等危险物品；酸、碱等危险物品放置于儿童可接触到的地方；儿童在玩耍过程中无家长看护。

二、常用预防策略

1. 与监督相关的策略

家长要引导儿童认识到保护身体的重要性，引导儿童远离危险物品，教育儿童不可触碰或食用未知物品；食用已开盖的饮料瓶内或杯、碗内液体前先闻气味和试温度；儿童玩耍过程中需有家长看护。

2. 改变环境的策略

家庭使用酸、碱等危险物品时切忌使用饮料瓶、杯、碗等容器盛装，尽可能在短时间内用完；不能短时间内用完者应粘贴醒目标识，妥善保管于儿童不可触及之处。

三、常见表现及急救处理

儿童食道烧伤可能会出现吞咽困难、胸骨后疼痛、反酸、呼吸困难、发热等表现。

1. 停止食用或接触具有腐蚀性的物品

家长要及时制止儿童继续食用或接触酸、碱等危险物品。

2. 紧急处理

千万不要试图给儿童催吐，这样做有可能会导致食管和口腔再次受伤。若确定是误服强碱，可口服弱酸溶液，如鸡蛋清、柠檬汁、橘子汁、米醋等进行中和。若确定是误服强酸，可口服弱碱性溶液，如苏打水、蛋白水等进行中和。

3. 呼叫急救

立即拨打 120 急救电话，告知医务人员是何种危险物品引起的食道烧伤，以便医务人员尽快采取正确措施。

对已发生的伤害必须正确处理，避免造成二次伤害；对儿童不可打骂、恐吓，应耐心询问情况，以免儿童哭闹加快酸、碱等危险物品的吸收，增加急救难度。

 案例分析

如何预防儿童食道烧伤？

案例中的 2 岁半儿童处于幼儿期，认知和运动能力快速发育，对周围环境、事物感到好奇，但对安全风险认知不足。此外，家长对危险物品管理不当、对儿童的看护和教育不到位。这些因素导致儿童食道烧伤。那么，如何预防儿童食道烧伤？

1. 与监督相关的策略

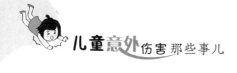
（1）告知儿童不可触碰或食用未知物品。

（2）告知儿童食用已开盖的饮料瓶内或杯、碗内液体前先闻气味和试温度。

（3）家长在儿童玩耍过程中需陪同看护。

（4）家长应学习食道烧伤急救相关知识，增强急救能力。

2. 改变环境的策略

（1）家庭使用酸、碱等危险物品时切忌使用饮料瓶、杯、碗等容器盛装，应短时间内用完。

（2）若酸、碱等危险物品不能短时间内用完，应粘贴醒目标识，妥善保管于儿童不可触及之处。

（李杨）

第五节　爆炸伤

 案例导入

某7岁男孩过春节时独自燃放烟花，但烟花提前爆炸导致孩子右手掌严重炸伤。送往医院后，医生发现孩子手掌伤势严重，告知其家人孩子的手掌只能截肢。

问题：

（1）生活中儿童存在哪些爆炸伤风险？如何规避这些风险？

（2）应如何紧急处理儿童爆炸伤？

一、常见风险点

1. 个人风险点

12岁以下儿童对新鲜事物充满好奇心，对烟花爆竹的潜在危险性缺乏认知。常见的不安全行为：徒手燃放烟花、随手乱扔烟花爆竹、在狭小的空间内燃放烟花爆竹、向窨井或下水道内扔烟花爆竹、朝长期不使用的废沼气池内扔烟花爆竹等。

2．致伤因子风险点

非正规厂家生产的烟花爆竹。

3．环境风险点

儿童燃放烟花爆竹时家长疏于看护，燃放烟花爆竹地点附近存在易燃易爆物品。

二、常用预防策略

1．与监督相关的策略

不要让儿童私自购买或燃放烟花爆竹；儿童在燃放烟花爆竹时必须有成年人陪同，并与烟花爆竹保持一定的安全距离；避免燃放威力较大的烟花爆竹；燃放烟花爆竹前要仔细阅读产品说明书，按照说明书正确操作；告诉儿童勿用手拿着烟花爆竹燃放，如果遇见"哑炮"不要再次捡起，以防"哑炮"突然爆炸；不要近距离查看刚放完的烟花爆竹，避免烟花爆竹再次复燃损伤眼睛；禁止拿烟花爆竹当玩具和伙伴玩耍。

2．改变环境的策略

购买烟花爆竹时要从正规渠道采购，不要图便宜购买不合格产品。政府应加强对烟花爆竹的管理，制订更加严格的安全标准，降低事故发生率。燃放烟花爆竹应选择人流少、附近无易燃易爆物品、路面宽敞平坦（利于迅速离开）的区域，不要在室内、车库或加油站燃放，最好在指定区域燃放。

三、常见表现及急救处理

1．手部伤

如爆炸伤部位表浅、出血不多，清除浅表异物后立即用干净

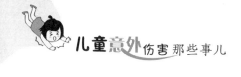

纱布予以包扎，抬高患肢，随后就医。如爆炸伤面积大、出血不止，立即予以干净纱布止血，用手按压出血部位上方，或用止血带扎住出血部位上方，阻断血流而止血。注意每隔 20～30 分钟将止血带放松几分钟，以免引起肢体缺血性坏死，随后就近送往医院救治。

2. 眼部伤

勿用水冲洗眼部，因烟花爆竹中的化学物质易与水产生反应，加重眼部爆炸伤。如为轻微眼部伤，可将上眼皮向前拉起，让泪水向外流出冲出异物。切忌用手揉擦眼睛，以免异物擦伤角膜、眼球。如为严重的眼球破裂，患儿会感到一股热流涌出眼外，这时不要对伤眼进行擦拭或清洗，更不要挤压伤眼，以防更多的眼内容物被挤出。应立即用清洁手帕或毛巾包扎双眼，即使是单眼受伤，也应该包扎双眼，以免健眼的转动带动伤眼的转动，并尽快送往医院救治。

伤势严重时应迅速将患儿从事故现场搬离，避免二次伤害，确保呼吸道通畅，并尽快就医。

 案例分析

如何预防儿童爆炸伤？

案例中的 7 岁男孩属于学龄期，对外界事物充满好奇心，活泼好动，喜欢探索，但对危险预判不足。此外，家长看护及教育不到位，孩子独自燃放烟花爆竹发生事故。那么，如何预防儿童爆炸伤？

1. 与监督相关的策略

（1）儿童燃放烟花爆竹时必须有成年人陪同。

（2）避免燃放威力较大的烟花爆竹。

（3）燃放烟花爆竹前应仔细阅读使用说明书。

（4）告知儿童勿用手拿烟花爆竹燃放。

2. 改变环境的策略

（1）家长应从正规渠道采购烟花爆竹。

（2）政府应加强对烟花爆竹的监管。

（陈玲惠）

第六节 电击伤

 案例导入

某 2 岁男孩在家中玩耍时触摸到正通电的玩具车充电器插头发生触电反应，家长发现孩子躺在地上，立即断开电源。孩子神志清楚，但手及面部有烧伤，家长遂将其送往医院。经检查男孩左手皮肤为Ⅲ度烧伤，右手及面部皮肤为Ⅰ度烧伤，拟保守治疗待皮肤情况稳定后再行皮肤移植。

问题：

（1）儿童为什么会发生电击伤？家中或公共场所存在哪些风险点？

（2）应如何紧急处理儿童电击伤？

一、常见风险点

1. 个人风险点

儿童认知能力较差，对危险的认知不足，对周围环境充满好奇心，易发生电击伤。常见的不安全行为：把玩电器、电线、插头、插座，用手指、钥匙等掏挖插孔；遇到断落的电线不知道躲

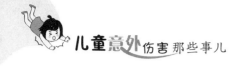

避，甚至用手触摸；爬到屋顶或树上玩耍时触碰电线；雷雨天（衣服淋湿）在大树下避雨、玩耍；在无防护装备的情况下去牵拉已触电的人。

2. 致伤因子风险点

日常生活中，电不可或缺，到处都有电的存在，但当一定极量电流或电能量（静电）通过人体时，会对人体产生损伤，造成功能障碍，甚至死亡。

3. 环境风险点

儿童在玩耍过程中无人看护；对儿童的安全教育不足；家中的电器安装不符合标准，未适时检修，电线和插座摆放凌乱，插座安装过低，插孔无保护措施；公共场所断落的电线周围无警示标识；私自乱设电网、乱接电线等。

二、常用预防策略

1. 与监督相关的策略

儿童玩耍过程中需有人看护；向儿童宣传安全用电的知识，让其了解电的危险；向儿童介绍日常电器安全使用的方法；教育儿童不要玩耍电器、电线、插座、插孔等，不能自行拆装电器、插座；避免儿童自行为玩具充电；没有断开电源前不能用湿手触摸电器或用湿毛巾擦电器；在公共场所行走时远离路灯、电线杆等，遇到断落的电线不可靠近，更不能触摸；雷雨天气尽量避免外出，不进行游泳或其他水上运动，避免在树下避雨或逗留；如有人发生触电反应，在没有防护的情况下不能直接营救触电者。

2. 改变环境的策略

合理安排家中电器、插座等，避免凌乱及电线缠绕；插座应安装在儿童触碰不到的地方，如果插座过低，插孔应设保护套；不使用的插座、充电器等应及时断电，整理收纳好；定期请专业人士对电器及线路进行检查，对有触电隐患的及时进行修整；狂风暴雨后如有路灯倒塌或电线断落，应在周围做好警示标识提醒他人不能靠近，然后立即报告给有关部门；严禁私自设电网，严禁乱接、乱拉电线。

三、常见表现及急救处理

电击伤可出现局部发麻、短时头晕、心悸、肌肉痉挛、皮肤烧伤等症状，严重者可出现组织坏死、大出血、严重感染、器官损伤等症状。对触电者应立即急救，分秒必争。

1. 迅速脱离电源

关闭电源（迅速关闭电源闸门、拔下电源插座或关闭电源开关）、斩断电线（可用干燥木柄的刀、斧头等斩断电线）、挑开电线（可站在干燥的塑料、木板等绝缘物体上，使用干燥的木棒、竹竿、塑料制品、瓷器等绝缘物体将接触到人体的电线或电器挑开）、拉开触电者（可用干燥的木棒将触电者拨离触电处）。

2. 现场急救

触电者已脱离电源后，应立即检查其神志、心跳、呼吸等重要生命体征。对于轻度电击伤（神志清楚，心跳、呼吸正常，仅头晕、恶心、四肢发麻、乏力者），无需特殊处理，但需密切观察，防止继发休克或心力衰竭，如有其他异常，立即送医。如触电者出现心跳停止和（或）呼吸停止，需立即行胸外心脏按压和（或）人工呼吸，同时拨打120急救电话。切记，在医务人员未接替前救治不能中止。

3. 局部电灼伤的处理

及时脱掉或剪开烧焦的衣服、皮带、鞋子等，防止进一步热损伤；创伤严重者需清洁、消毒、包扎，应送医院处理。

4. 其他损伤的处理

电击伤和电击伤致昏迷摔倒均可造成骨折、关节脱臼、颅脑损伤、内脏损伤等，如出现这些情况，尽量不要随意移动受伤肢

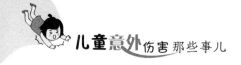

体及自行搬动触电者。应立即拨打 120 急救电话，交由医务人员处理。

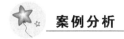 **案例分析**

<h3 style="text-align:center">如何预防儿童电击伤？</h3>

案例中的 2 岁男孩处于幼儿期，对外界充满好奇心并喜欢用手触摸，对危险缺乏认知及防护能力。此外，家长看护及教育不到位，未检查环境安全。这些都是导致该男孩受电击伤的潜在原因。那么，如何预防儿童电击伤？

1. 与监督相关的策略

（1）儿童在玩耍过程中一定要有家长看护，如发现儿童在玩耍电器、电线等应及时制止。

（2）家长应学习电击伤有关急救知识，增强急救意识。

2. 改变环境的策略

（1）定期检查家中的电器、电路等，确保无漏电隐患。

（2）插座的安装高度不能过低，避免儿童触碰，插孔应设保护套。

（3）儿童经常活动的范围尽量不要放置电器、插座等，归置好电线。

（4）使用后的充电器等应及时断开电源。

（陈琳）

第七节　强酸、强碱灼伤

 案例导入

　　学生小明在进行化学实验时未戴防护眼镜和手套，不慎将化学溶液溅到自己的皮肤和眼睛上，立刻感到剧烈烧灼感和刺痛。老师查看后发现该化学溶液是强碱溶液，立即用大量清水冲洗创面，并及时将小明送往医院进行治疗。

　　问题：

　　（1）什么是强酸、强碱灼伤？

　　（2）如何预防和处理儿童强酸、强碱灼伤？

一、常见风险点

1. 个人风险点

　　儿童活泼好动、喜欢探索新事物，但识别危险物品及急救处理的能力有限。儿童的皮肤较成年人更薄，对化学品的敏感性更高，一旦接触到强酸、强碱物品可能会造成更严重的伤害。

2. 致伤因子风险点

　　强酸、强碱灼伤的损害程度取决于剂量、物理状态（固态、液态、气态）、接触时间和接触面积等因素。强酸、强碱对局部组织的损害机制包括热损伤、腐蚀作用、氧化还原反应和脱水作用等，可导致局部组织发生充血、水肿、细胞坏死及血管闭塞等病理生理改变。强酸、强碱灼伤多因意外事故经体表接触或口服所致。

3. 环境风险点

　　家庭中的洁厕灵、消毒剂、干燥剂、芳香剂、杀虫剂等可能

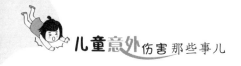

含有强酸或强碱成分，如果没有妥善存放在儿童无法接触的地方，就可能成为致伤因子。部分产品的标签可能磨损或不明显，儿童无法辨识，导致误用或误食。学校实验室或公共场所可能会存在未妥善存放的强酸、强碱物品，增加儿童接触的机会。居住在工业区附近的儿童可能会因为工业废水或废气中的强酸、强碱成分而面临更高的风险，如化工厂泄漏事故可能导致周边环境中的强酸、强碱含量急剧上升，对儿童健康造成威胁。

二、常用预防策略

1. 与监督相关的策略

家长应提高对强酸、强碱危害的认识，并通过日常教育让儿童了解这些化学品的危害性，培养他们远离危险物品的意识。所有家用化学品，尤其是含有强酸、强碱的清洁剂等都应存放在儿童无法接触的地方，最好使用带锁的储物柜，并明确标识这些化学品的危险性。确保所有的化学品都保存在其原始包装中，避免将它们转移到食物或饮料容器中，以防止儿童误食。家长应了解基本的急救知识，知晓附近医疗机构位置，家中应备急救包。

2. 改变环境的策略

在房屋布置时充分考虑安全因素，确保化学品的存放地点既安全又合理。例如，置于高处或带锁的柜子里可以有效防止儿童接触到化学品。定期检查家中生活环境，清除可能具有危险化学品的区域，确保家庭环境的整体安全。加强与邻里的沟通，参与社区关于化学品安全的讲座和活动，提高整个社区的安全意识。在儿童常去的公共场所（如学校、公园等），家长应主动了解这些场所的安全措施，必要时与管理人员沟通，确保环境的安全。

三、常见表现及急救处理

酸灼伤以硫酸、盐酸、硝酸灼伤最为多见，除皮肤灼伤外，呼吸道吸入这些酸类的挥发气、雾点可引起上呼吸道强烈刺激，严重时可导致化学性支气管炎、肺炎、肺水肿等。碱灼伤多见于氨水、氢氧化钠、氢氧化钾、生石灰灼伤。灼伤皮肤出现疼痛、红斑、水疱、溃疡、糜烂、肿胀等症状。眼部接触可出现畏光、流泪、视物模糊和异物感等，严重时可导致结膜充血红肿、角膜溃疡甚至失明。

1. 清洗受伤部位

发生强酸、强碱灼伤时，应立即脱掉或剪去被污染的衣服，迅速用大量流动水冲洗创面至少 20 分钟。浓酸可以用 2％～5％碳酸氢钠或 2.5％ 的氢氧化镁湿敷，浓碱可以用 2％ 硼酸或 0.5％～5％的醋酸湿敷，再用清水冲洗，稀释和清除残留的强酸、强碱。生石灰引起的灼伤应先清除皮肤上的生石灰，再用大量流动水冲洗，不可将沾有大量生石灰的伤处直接泡在水中，以免生石灰遇水生热加重伤势。

2. 避免继续接触

在急救过程中，必须确保伤员远离事故现场，避免继续接触强酸、强碱物品。这有助于降低二次伤害的风险，同时也可以保护其他人员免受损伤。及时将伤员从危险区域转移，并让其在安全环境下等待医疗救助的到来。

3. 就医救助

紧急处理后立即寻求专业医疗救助。可拨打 120 急救电话或将伤员送往最近的医疗机构。医务人员会进行专业的评估和处理，包括但不限于清洗烧伤部位、中和化学物质、缓解疼痛和炎症、预防感染等，以减轻伤害并防止更严重的并发症。

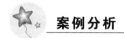

案例分析

如何预防儿童强酸、强碱灼伤?

小明处于青春期,认知能力快速发展,自我意识及独立意识增强,对新鲜事物比较感兴趣,但认知能力和处理事情的能力尚未完全成熟;小明做实验时未佩戴防护眼镜和手套,安全意识及知识不足。此外,学校老师监管不力,实验安全警示标识及设施配备不到位。最终导致小明被强碱溶液灼伤。那么,如何预防儿童强酸、强碱灼伤?

1. 与监督相关的策略

(1)进行化学实验时,学校老师或实验员应督导学生正确佩戴防护装置。

(2)做好实验安全相关培训。

(3)了解强酸、强碱灼伤基本急救知识。

2. 改变环境的策略

(1)实验室张贴规范佩戴防护装置图及警示标识。

(2)提供可及的防护装置并配备急救包。

(沈亚岚)

第七章 窒　息

第一节　异物窒息

 案例导入

　　某 2 岁男孩在家中玩耍时看见沙发上有一枚硬币，一时好奇拿起硬币就放入口中，数分钟后妈妈发现孩子脸色青紫、呼吸变弱，立即将其送往医院。医生紧急手术后成功取出硬币，孩子呼吸恢复正常。在随后的观察中，孩子病情稳定，最终康复出院。

　　问题：

　　（1）儿童为什么会发生异物窒息？家中存在哪些风险点？

　　（2）应如何紧急处理儿童异物窒息？

一、常见风险点

1. 个人风险点

　　儿童认知发育不成熟，自我保护意识低，无法正确辨别危险。但儿童往往又对外界未知事物及行为充满好奇心，喜欢将能拿到的各种东西放入口中，或在跑跳、嬉戏、哭闹时进食，增加吸入异物的风险。由于儿童咀嚼功能和喉头保护性反射功能不完

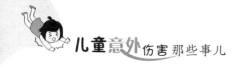

善，无法及时通过咳嗽将异物排出，异物易滞留于气管中，从而造成窒息。

2. 致伤因子风险点

5 岁及以下儿童异物窒息以坚果类植物性食物为主，如瓜子、花生等；5 岁以上儿童以特殊异物为主，如笔帽、图钉、硬币、脱落的牙齿、电池等。

3. 环境风险点

家中小物件散落，如硬币、纽扣、珠子、电池等，儿童触手可及；玩具设计缺陷，小部件容易脱落，然后被儿童误吸；家长食物选择不当，儿童不易咀嚼；家长看护疏忽，未及时制止儿童的危险行为。

二、常用预防策略

1. 与监督相关的策略

不要给 3 岁以下的儿童吃花生、瓜子等坚果类大颗粒食物；改掉儿童口含小物件的习惯，若儿童已经口含异物，不可强行挖出或责骂，应耐心劝其吐出，避免因哭闹导致误吸；年幼儿童在玩小玩具时应有家长陪同，不要给婴幼儿玩直径小于 3cm 的玩具；纠正学龄前儿童不良的饮食习惯，禁止其在吃饭时跑跳、嬉戏、哭闹，不要在儿童玩耍、哭闹时喂食，以免误吸；长期咳嗽、喘息或肺部感染久治不愈的儿童，应该警惕误吸异物的可能。

2. 改变环境的策略

将所有可能会让儿童误吞或误吸的物品放在儿童无法触及的地方；家长做好安全教育，告知儿童未得到家长许可或监督的情况下不能随意进食。

三、常见表现及急救处理

儿童异物窒息可出现呼吸不畅、胸闷、气促、剧烈呛咳、间断性咳嗽等表现，甚至出现单手或双手握住脖子、惊恐不安、呼吸声异常及无法发声、哭泣等情况。如果进入气管的异物较大则容易引发窒息导致死亡，需要立即实施急救。

1. 海姆立克急救法

（1）3岁及以下儿童：施救者需要立即将儿童抱起，使其脸朝下趴在施救者膝盖上，头部略低于胸部。施救者一只手捏住儿童颧骨两侧，手臂紧贴其前胸，另一只手在儿童背部用力拍5次，查看是否将异物排出，重复多次。若经过以上操作异物还不能排出，应立即更换急救姿势，将儿童翻转使其脸朝上，并骑跨在施救者的大腿上，保持头低、胸高的姿势。施救者一只手扶住其后颈部，另一只手的食指、中指并拢，放在儿童剑突与肚脐之间，快速、轻柔地反复冲击，直到异物被排出。

（2）3岁以上儿童：施救者半蹲或跪在儿童背后，两手臂环绕于儿童腰部，一只手握成空拳，另一只手握住此拳头，使拇指侧顶于儿童剑突与肚脐之间，快速、轻柔地向内上方反复冲击儿童腹部，直至异物被排出。

2. 立即就医

在家实施紧急处理的同时，应立即拨打120急救电话或自行前往医院就诊。

 案例分析

如何预防儿童异物窒息？

扫一扫，
观看视频

案例中的2岁男孩处于幼儿期，对外界未知事物及行为充满好奇心，喜欢将东西放入口中去感知。此外，家长风险意识不

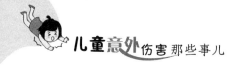

足，看护及教育不到位，未检查环境安全。这些因素导致该男孩发生异物窒息。那么，如何预防儿童异物窒息？

1. 与监督相关的策略

（1）家长应落实有效看护。

（2）家长应提高对异物窒息危险性的认识，掌握窒息的急救措施。

2. 改变环境的策略

（1）合理摆放家中物品，避免儿童能触及可造成误吞或误吸的物品。

（2）家长做好安全教育，避免儿童因对事物好奇而做出危险的行为。

（朱丹）

第二节　缠绕窒息

 案例导入

某3岁男孩独自在房间的飘窗上玩耍，爸爸妈妈不在家，老人在厨房做饭。孩子把窗帘拉绳缠绕在自己的脖子上玩，等老人呼叫孩子而没有应答时，发现孩子已经停止呼吸。老人立即将孩子送往医院，却没能挽救孩子的生命。

问题：

（1）儿童为什么会发生缠绕窒息？周围环境存在哪些风险点？

（2）应如何紧急处理儿童缠绕窒息？

一、常见风险点

1. 个人风险点

学龄前儿童智能迅速发育，活动范围日渐增大，对周边的事物充满好奇心，喜欢尝试新鲜事物如握持、缠绕拉绳等，但儿童对环境中的危险因素缺乏判断，加上自我保护能力有限，导致其在活动过程中容易发生缠绕窒息。

2. 致伤因子风险点

窗帘拉绳、包装用的绳子、运动用的跳绳、衣服上的绳子装饰、腰带或鞋带等。

3. 环境风险点

家中使用的窗帘拉绳过长，儿童触手可及；包装用的绳子、跳绳、鞋带、皮带等绳索类的物品等未规范放置；家长未充分意识到儿童衣服上的装饰绳子的安全风险；服饰生产厂家未生产适合儿童的衣帽绳子。

二、常用预防策略

1. 与监督相关的策略

家长定期接受安全知识的学习，了解预防儿童缠绕窒息的相关知识，了解容易引起儿童缠绕窒息的危险物品。家长一定要将儿童放置于一个安全区域，并让儿童在自己的视线范围内活动。

2. 改变环境的策略

建立安全的儿童活动环境，清理家中会导致缠绕窒息的危险物品；尽可能选择没有绳子等装饰品的衣物，如有应及时去除，确保儿童穿衣安全。

三、常见表现及急救处理

缠绕窒息可能会导致呼吸困难、口唇青紫、四肢抽动、反应

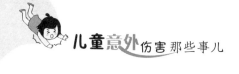

迟钝、发绀等症状。

（1）立即解开缠绕在儿童脖子上的绳索，将儿童平放于地。

（2）如果儿童有呼吸、反应较好，家长及时查看缠绕处皮肤情况并观察；如果儿童没有呼吸，立即实施心肺复苏术，同时拨打 120 急救电话或将儿童送至医院。

 案例分析

如何预防儿童缠绕窒息？

案例中的 3 岁男孩处于幼儿期，好奇心和探索欲较强。此外，爸爸妈妈未对家中危险源（绳子）进行排除，家里只有老人看护且未一直让孩子处于自己的视线范围内，导致了缠绕窒息的发生。那么，如何预防儿童缠绕窒息？

1. 与监督相关的策略

（1）家长应了解导致缠绕窒息的各种危险因素，定期自查并排除缠绕窒息的风险。

（2）做好儿童及家长的安全宣教，改变不良行为，减少缠绕窒息的发生。

（3）让儿童始终处于家长的视线范围内。

2. 改变环境的策略

（1）建立安全的家庭活动环境。

（2）家长了解并学习缠绕窒息的应急处理方法。

（何英）

第三节 被褥窒息

 案例导入

妈妈独自在家看护10月龄婴儿。孩子入睡时，妈妈将孩子放在床上休息，起身去打扫卫生。为了让孩子休息好，妈妈使用被褥把孩子包裹起来侧卧；因怕吵到孩子，她还把卧室的门也关上了。等妈妈打扫完卫生，打开门发现孩子从侧卧位变成俯卧位，口鼻被被褥遮住，孩子已经失去意识。

问题：

(1) 儿童为什么会发生被褥窒息？家中存在哪些风险点？

(2) 应如何紧急处理儿童被褥窒息？

一、常见风险点

1. 个人风险点

儿童发育不够成熟，自我保护意识差，当有被褥窒息风险点时不能直接将危险移除。家长独自在家看护儿童，可能面临疲劳、分心或缺乏相关知识的情况。

2. 致伤因子风险点

儿童入睡后容易从侧卧位变为俯卧位，导致窒息；使用被褥包裹儿童睡觉时，被褥容易向上移动遮住儿童口鼻，导致其窒息。

3. 环境风险点

儿童睡觉时家人不在身边，当有被褥窒息风险时不能及时帮助儿童将被褥移除。儿童床上物品过多或被褥遮盖方法不当。

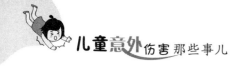

二、常用预防策略

1. 与监督相关的策略

不要在无人看护的情况下将儿童独自留在床上或沙发上睡觉。避免婴儿俯卧位和侧卧位睡觉。

2. 改变环境的策略

检查儿童的睡眠环境，确保周围没有过多的杂物和填充物，降低被褥窒息的风险。避免使用过长、过厚、过大的被褥，避免增加被褥窒息的风险。避免在婴儿床上放置柔软的床上用品，如枕头、棉被、羊毛围巾、羊皮毯、充填性玩具等，以防婴儿面部被它们包裹或盖住。

三、常见表现及急救处理

被褥窒息可导致口唇及皮肤青紫、呼吸困难、反应差、昏迷，甚至死亡。

如果发现被褥覆盖在儿童口鼻上，但儿童生命体征正常，此时应立即移除被褥，让儿童呼吸道保持通畅，保证儿童生命安全。如果发现儿童无呼吸和心跳，应立即进行心肺复苏。

 案例分析

如何预防婴儿被褥窒息？

案例中的 10 月龄儿童处于婴儿期，神经肌肉系统尚未发育成熟。此外，家长风险意识不足，看护不到位，未检查环境安全。那么，如何预防婴儿被褥窒息？

1. 与监督相关的策略

（1）婴儿应在家人的看护下睡觉，不要让其独自一人睡觉。

婴儿睡觉时应防止被褥遮盖口鼻，注意观察其呼吸道是否保持通畅。

（2）家长应学习被褥窒息相关知识，增强急救意识。

2. 改变环境的策略

（1）婴儿睡觉时应避免盖过长、过厚、过大的被褥，被褥不应该拉得太高，以降低蒙住口鼻引起窒息的风险。

（2）婴儿床上避免放置柔软的床上用品。

（3）保持睡觉环境安全，睡觉时保证被褥干净、无螨虫、无灰尘。

（4）如果婴儿侧卧位睡觉，应注意观察婴儿呼吸道是否通畅，防止其翻身由侧卧位变为俯卧位。

（刘欣）

第四节　车内窒息

 案例导入

妈妈驾车带某 3 岁男孩前往麻将馆，抵达目的地后发现孩子已经入睡，遂决定让孩子继续留在车内睡觉，自己独自进入麻将馆打麻将。数小时后该男孩被发现时面色苍白、大汗淋漓，处于生命垂危状态。尽管紧急送医，但最终未能成功抢救，男孩不幸身亡。

问题：

（1）儿童为什么会发生车内窒息？

（2）儿童在密闭的车内滞留存在哪些风险点？

（3）应如何紧急处理儿童车内窒息？

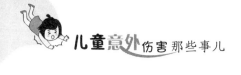
儿童意外伤害那些事儿

一、常见风险点

1. 个人风险点

婴幼儿及学龄前儿童作为需要被照顾的群体，缺乏自我保护能力和对环境安全的判断力。调查显示，许多家长对车内密闭环境潜在危险认识不足，常见的危险行为包括让婴幼儿和学龄前儿童在车内独自睡觉或玩耍。

2. 致伤因子风险点

车内空间有限，氧气供应不足，易导致儿童缺氧窒息。在开启空调的情况下，还可能发生一氧化碳中毒。

3. 环境风险点

缺乏看护的儿童在车内睡觉或玩耍时，由于汽车熄火，外界新鲜空气难以进入，导致车内空气不流通、氧气供应不足，可能引起心率加快、呼吸困难、血压升高等不适症状，严重时甚至可能导致昏迷甚至死亡。此外，即使在开启空调时，车辆原地怠速可能导致汽油不完全燃烧，产生大量一氧化碳造成中毒。

二、常用预防策略

1. 与监督相关的策略

不要让儿童独自在车内睡觉。家长应充分认识到车内密闭环境的危险性，始终保持高度警觉，确保儿童在车内时有成年人看护。防止儿童接触车钥匙以避免意外锁车。告知儿童紧急打开车门的方法。

2. 改善环境的策略

使用车辆前应先检查车内环境的安全性，包括是否存在异味等。停车时窗户要留缝隙以促进空气流通，尤其是在高温天气下应开窗或使用空调的外循环功能保持车内空气新鲜。若需在车内长时间停留，需定时开窗或开门通风，确保空气质量。

三、常见表现及急救处理

1. 呼吸困难

立刻开启车门和窗户，引入新鲜空气，尽快将儿童转移到通风良好的环境中，以迅速摆脱缺氧状态。

2. 窒息

立即解开儿童紧身的衣领和腰带等，确保呼吸道通畅。若儿童意识模糊，应将其头偏向一侧，以便口腔内分泌物或呕吐物顺畅排出，防止阻塞呼吸道。如出现呼吸或心跳停止，立即执行心肺复苏，并拨打 120 急救电话，寻求医务人员的帮助。

 案例分析

如何预防儿童车内窒息？

案例中的 3 岁男孩正处于需要密切照护的学龄前期，尚未具备呼救和自救的能力，因此，采取以下预防策略至关重要。

1. 与监督相关的策略

（1）确保儿童在车内时有人看护。

（2）家长应充分认识到车内密闭环境的潜在危险。

（3）家长应学习对车内呼吸困难或窒息情况的急救知识，增强应对突发状况的能力。

2. 改变环境的策略

（1）避免将车钥匙留给独自在车内的儿童，以防发生意外。

（2）保持车厢内空气流通，防止缺氧情况出现。

（3）使用车内空调时选择外循环模式，并确保窗户留有适当的缝隙以促进空气流通。

（张欢）

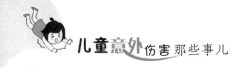

第五节　密闭空间窒息

 案例导入

某 2 岁男孩在家中误入储藏室，被关闭在其内半小时。家人发现后将其抱出，发现孩子昏睡、呼吸急促、精神差、乏力，立即将其送往医院就诊。

问题：

(1) 儿童为什么会发生密闭空间窒息？家中存在哪些风险点？

(2) 应如何紧急处理儿童密闭空间窒息？

一、常见风险点

1. 个人风险点

处于婴幼儿期和学龄前期的儿童对外界环境认知度不够，充满好奇心，对于狭小的空间或者密闭的空间可能会产生探索的欲望；儿童玩耍时会追逐、躲藏或探索家里的各个角落，可能会不慎进入狭小空间或被家具、杂物等遮挡，导致无法自行出来；有些儿童可能因为缺乏安全感或感到孤独而寻找隐蔽的空间来安慰自己，从而不慎将自己困在密闭的空间里。

2. 致伤因子风险点

密闭空间的空气不流通是导致窒息的重要因素；长时间停留在密闭空间可能使儿童面临氧气不足的风险，增加窒息的可能性；空间狭小使儿童活动受限，容易接触到潜在的窒息源。

3. 环境风险点

门、窗等通道受阻可能成为窒息的风险点；家中常见的密闭容器如储物箱、抽屉等，如果未加注意可能导致儿童陷入其中而无法自救；在无人看护的情况下儿童可能因玩耍或探索行为而进入密闭空间，增加窒息的风险。

二、常用预防策略

1. 与监督相关的策略

增强儿童的安全意识，通过教育、游戏和模拟演练等方式，向儿童传授安全知识，让他们了解什么是危险行为，并知道如何避免进入不安全的密闭空间。教育儿童不擅自进入不安全区域，明确告知儿童哪些区域是危险的（如厨房、卫生间、储藏室等），教育他们不要擅自进入这些区域。儿童玩耍过程中需要有家长看护。家长应时刻关注儿童的活动，了解他们的行为和习惯，以便及时发现和纠正潜在的安全隐患。

2. 改变环境的策略

在家庭中设置专门的安全区域，如儿童游戏区、阅读区等，确保儿童在这些区域内玩耍和学习；制定家庭管理规定，限制儿童进入危险区域；加强家庭成员的安全意识，共同维护家庭安全。

三、常见表现及急救处理

密闭空间窒息的儿童可能会出现面色改变、吸气性呼吸困难、胸闷、气促、头晕、恶心、呕吐、心悸、乏力、意识障碍等表现，严重缺氧可导致窒息甚至死亡。

（1）保持冷静，尽快拨打120急救电话，在等待医务人员到来的过程中尽可能进行紧急救援。

（2）确认儿童的状况，如果儿童无法发出声音、呼吸困难、脸色苍白或发绀，可能发生窒息，应尽快采取急救措施。

（3）立刻将儿童移至通风处，使其平卧，注意保暖。如出现心跳、呼吸停止情况，应立即进行心肺复苏。

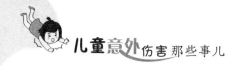

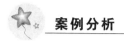 **案例分析**

如何预防儿童密闭空间窒息？

案例中的 2 岁男孩处在幼儿期，处于对外界事物好奇探索阶段，缺乏安全风险识别及预防伤害的能力，兼之家长看护和教育不到位，对储藏室上锁管理不当，导致意外事件发生。因此，采取以下预防策略至关重要。

1. 与监督相关的策略

（1）家长应通过游戏等方式教育儿童不要进入密闭空间。

（2）家长应学习窒息复苏的相关知识，增强急救意识。

2. 改变环境的策略

（1）应加强对密闭空间的管理。

（2）在家中设置专门的儿童游戏区域。

（3）家长增强安全意识，进出密闭空间时注意检查儿童有无误入，注意随手关门。

（祝丽娟）

124

第八章　其他伤害

第一节　自动扶梯夹伤

 案例导入

某2岁男孩，在商场乘坐自动扶梯时左脚被卷入扶梯缝隙中，左脚脚趾被夹伤。

问题：

（1）儿童为什么会发生自动扶梯夹伤？自动扶梯存在哪些风险点？

（2）如何预防自动扶梯夹伤？

（3）儿童发生自动扶梯夹伤时应如何紧急处理？

一、常见风险点

1. 个人风险点

婴幼儿期和学龄前期儿童的认知不断发展，对周围环境充满好奇心，容易对自动扶梯感兴趣，但是对危险的认知往往不足。儿童乘坐扶梯时由于好奇心强可能会将手、脚或物品靠近扶梯的缝隙处，或在扶梯上奔跑、玩耍、逆向行走。

2. 致伤因子风险点

站位太靠近正在运行的自动扶梯边缘。自动扶梯的梯级与围

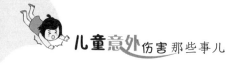

裙板之间、踏板与末端梳齿板之间、扶手与建筑物夹角等部位存在缝隙。

3. 环境风险点

乘坐自动扶梯时家长未进行有效看护；黄色警戒线标识不清；鞋子软，被自动扶梯夹住后不易拔出；自动扶梯无紧急制动按钮。

二、常用预防策略

1. 与监督相关的策略

婴幼儿最好由大人抱着乘坐自动扶梯；乘坐自动扶梯时避免穿软材质的鞋子，此类鞋子容易被卷入自动扶梯，而且卷入后自动扶梯的安全装置可能无法及时启动；儿童站在自动扶梯上时，家长要牵住儿童的手，让儿童站在黄色警戒线以内，或让儿童站在自己前方；告知儿童不能在自动扶梯上跑闹、玩耍，引导儿童认识紧急制动按钮。

2. 改变环境的策略

控制自动扶梯的乘坐人数，避免人数过多、使用空间不足导致挤压；保证自动扶梯上的黄色警戒线及紧急制动按钮标识清楚且醒目。

三、常见表现及急救处理

（一）常见表现

1. 轻度夹伤

仅软组织挫伤，表现为明显的红肿、淤青；严重者导致皮肤破损，脚部皮肤破损出血。

3. 中度夹伤

脚趾骨断裂，但未发生脚趾、脚掌断裂。

4．重度夹伤

脚趾、脚掌断裂。

（二）急救处理

1．红肿、淤青

用毛巾或手帕包裹冰袋进行局部冰敷，每次敷 10 分钟左右，间隔 10 分钟再敷，每天数次，以减轻疼痛及局部肿胀。切勿使肿胀部位直接接触冰块，以免造成局部皮肤冻伤。

2．皮肤破损出血

用清水冲洗局部伤口后止血，再用创可贴或无菌纱布覆盖。患肢制动，以免活动后出血加重。

3．脚趾骨断裂，但未发生脚趾、脚掌断裂

夹伤后检查脚趾及脚掌甚至是下肢的活动情况，以及脚趾、脚掌弯曲情况。若怀疑出现脚趾骨断裂，及时就诊。

4．脚趾、脚掌断裂

①断趾/断掌保存：将断趾/断掌放在干净容器里，容器外用冰块包裹；切忌将断趾/断掌放在任何液体里浸泡。②创面首选压迫止血，无医务人员指导的情况下不能扎止血带止血，以免出现患肢缺血性坏死。③避免创面被污染，局部止血时选择干净棉织物品及无菌纱布。④禁食、禁饮，脚趾、脚掌甚至骨头断裂都需要急诊手术治疗，禁食、禁饮可为急诊手术做准备。

 案例分析

如何预防儿童自动扶梯夹伤？

案例中的 2 岁男孩处于幼儿期，神经系统、骨骼肌肉系统尚未发育成熟。兼之家长对自动扶梯的安全风险缺乏认知，对儿童

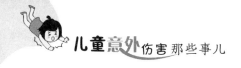

的监管不到位。因此，采取以下预防策略至关重要。

1. 与监督相关的策略

（1）婴幼儿最好由家长抱着乘坐自动扶梯。

（2）乘坐自动扶梯时尽量别穿软材质的鞋子。

（3）儿童站在自动扶梯上时，家长要牵住儿童的手，让儿童站在黄色警戒线以内，或让儿童站在自己前方。

（4）告知儿童不能在自动扶梯上跑闹、玩耍，引导儿童认识紧急制动按钮。

2. 改变环境的策略

（1）控制自动扶梯乘坐人数，避免人数过多、使用空间不足而导致挤压。

（2）保证自动扶梯上的黄色警戒线及紧急制动按钮标识清楚且醒目。

（杨静）

第二节　碰撞伤

 案例导入

某 1 岁 2 个月男孩，在家中练习走路的过程中额头右侧碰撞到茶几角，家人将其抱起安抚后哭闹停止。随后孩子额头出现青紫、皮下血肿等症状。

问题：

（1）儿童为什么会出现碰撞伤？生活中存在哪些风险点？

（2）儿童出现碰撞伤后应如何紧急处理？

一、常见风险点

1. 个人风险点

儿童的平衡能力尚未发育完善。处于学步期的儿童步态不稳；学龄前期及学龄期儿童在户外活动时，常常因为跑动、跳跃或追逐等摔倒或与他人发生碰撞；儿童通常缺乏对安全问题的深入理解和自我保护意识；儿童的行动能力有限，身体协调性和反应速度稍差，面临突发情况时难以快速有效地躲避危险。

2. 致伤因子风险点

户外游乐设施，家中的家具、门窗等物品有尖锐边角，未固定的装饰物等。

3. 环境风险点

环境拥挤、物品杂乱、放置不当等。

二、常用预防策略

1. 与监督相关的策略

对儿童进行必要的安全教育，儿童玩耍过程中需有家长看护，指导儿童正确使用游乐设施。应该根据儿童的年龄和活动能力，合理安排活动时间和场所，时刻关注儿童的行动和安全。

2. 改变环境的策略

在家庭、学校等儿童经常活动的场所安装防护设施，从而有效降低儿童碰撞伤发生的风险；尽可能选择有防护设施的场所；家居环境的维护也是预防儿童碰撞伤的重要方面；儿童活动时需佩戴合适的护具。

三、常见表现及急救处理

1. 出血

如果是小伤口，可以使用干净的纱布轻轻压迫，达到止血的

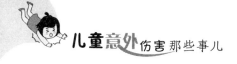

目的。较大的伤口需要使用止血带或其他适当的止血工具进行止血。如果出血较严重，采取初步止血措施后需立即拨打 120 急救电话，交由医务人员处理。

2. 瘀伤

严禁揉搓受伤部位，可予以冷敷，达到镇痛、止血和消肿的目的。注意不要将冰块直接敷在皮肤上，以免造成冻伤。24 小时后用热毛巾敷受伤部位，加速患处血液循环，促进散瘀。表皮擦伤可用碘伏消毒。

3. 骨折

如果无肉眼可见外伤，注意观察肢体活动情况，肢体不能活动时应警惕是否骨折。怀疑骨折时尽量不要移动受伤肢体，非必要勿自行搬动儿童，以防加重骨折，应立即拨打 120 急救电话，交由医务人员处理。

4. 颅脑损伤

如果伤及头部，虽无肉眼可见外伤，也应注意观察有无眼神发直、嗜睡、喷射状呕吐、走路摇晃、抽搐、意识不清等情况。出现上述情况提示可能有颅脑损伤，需立刻送医治疗。

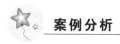 **案例分析**

如何预防儿童发生碰撞？

案例中的 1 岁 2 个月男孩处于学步期，活动范围逐渐扩大，但神经系统、骨骼肌肉系统尚未发育成熟。此外，家长风险意识不足，看护及教育不到位，家中家具边角缺乏防护措施。因此，采取以下策略预防儿童发生碰撞伤至关重要。

1. 与监督相关的策略

（1）儿童学步过程中家长应时刻关注其行走情况，在其失去平衡时及时给予帮助。

(2) 家长应学习碰撞伤急救相关知识，增强急救意识。

2. 改变环境的策略

(1) 儿童学步过程中给予适度支撑，如牵着儿童的手，或让其扶着家具。

(2) 保持环境安全，在家具、门窗的边角处安装防撞条。

(3) 儿童学步时需佩戴合适的护具，如护膝、防摔头盔等。

（祝丽娟）

第三节　钝/锐器伤

 案例导入

某5岁男孩，平日看妈妈用刀切菜觉得有趣，于是趁爸爸妈妈在客厅时独自来到厨房，想试试刀的锋利程度。他用手指在刀刃上用力一按，立即鲜血直流。爸爸妈妈听到哭声后赶往厨房，用面巾纸按压止血，但效果不佳仍血流不止。爸爸妈妈立即带孩子前往就近的社区医院，经处理最终得以止血。

问题：

(1) 儿童为什么会割伤自己？家中存在哪些风险点？

(2) 儿童发生钝/锐器伤后应如何紧急处理？

一、常见风险点

1. 个人风险点

儿童年龄小、心理发育不成熟，自我保护意识及风险识别能力弱；对周围事物充满好奇心和探索欲，但自身运动能力发育还不完善，导致儿童在探索的过程中风险更高，更易发生钝/锐器伤。男孩较女孩更好动，活动范围更大，更易冲动，因而也更易发生钝/锐器伤。常见的不安全行为：嬉戏打闹及打架，玩耍锐器如刀具、玻璃制品等，玩耍钝器如金属器皿、棍棒等。

2. 致伤因子风险点

钝器坚硬、锐器锐利。

3. 环境风险点

钝/锐器摆放不当；环境光线不充足，地面湿滑；环境不安全，缺乏钝/锐器风险监管；风险伤害健康宣教不到位；家长风险识别意识及预防意识薄弱，未能做好儿童看护。

二、常用预防策略

1. 与监督相关的策略

提高家长的看护能力及儿童的自我保护能力。向家长及儿童做好宣教，帮助他们掌握安全防范知识，普及钝/锐器伤预防及急救措施；可通过游戏、故事、视频等方式向婴幼儿普及相关知识。男孩的风险更高，要重点加大对男孩日常活动的看护。教育儿童不要斗殴，避免使用武力解决冲突。禁止儿童日常玩耍中使用钝/锐器。

2. 改变环境的策略

不要将有安全隐患的刀具、玻璃制品、金属制品等放在儿童能触及的地方；在高危物品附近粘贴警示标识；在儿童聚集场所做好安全警示及宣传标语；社区定期进行意外伤害预防及急救培训，包括止血、固定、包扎等；常用活动场所应备齐急救物资，保证钝/锐器伤发生时能及时处理。

三、常见表现及急救处理

1. 紧急止血

钝器伤往往不伴活动性出血，注意观察是否有皮下淤青、范围是否增加，肿胀是否增大，若有皮下出血应及时送医。锐器伤出血若很快就自行停止，可继续观察不做特殊处理。若出血量大，应立即使用止血带或纱布止血，保证不再继续出血。若出血不止，应加压包扎伤口，但必须注意观察局部皮肤情况，避免血液循环受阻，每隔1小时放松3~5分钟，并尽快送医。

2. 控制感染

保持伤口清洁干燥，有条件者可使用碘伏消毒，避免伤口感染。

3. 保持肢体功能位

若合并骨折、关节脱位等，应保持肢体功能位，做好固定并尽快送医。

4. 观察病情

大量出血可致低血容量性休克，休克时往往伴随呼吸困难、心率加快、脉搏细数、虚汗不止等症状，严重者会出现意识模糊。家长应注意观察儿童的意识状态，若有上述症状应尽快送医。

 案例分析

如何预防儿童钝/锐器伤？

扫一扫，
观看视频

案例中的5岁男孩处于学龄前期，对外界事物充满好奇心，善于模仿，但由于认知能力不足和神经肌肉发育未臻成熟，无法识别和预防安全风险。因此，采取以下策略预防儿童钝/锐器伤

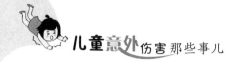

至关重要。

1. 与监督相关的策略

(1) 熟悉儿童的身心特点，对于风险事件提前预防。

(2) 做好安全教育，帮助儿童提高风险防范意识。

2. 改变环境的策略

(1) 避免儿童触及钝/锐器。

(2) 避免儿童独自留在高风险区域，如厨房。

(3) 高风险物品应做好固定或粘贴警示标识。

(4) 家中常备钝/锐器伤处理用物，方便及时救治。

（杨程）

第四节　中　暑

 案例导入

某3岁男孩，跟随妈妈去上班时被遗忘在车内，当时室外温度36℃，1小时后妈妈发现时，孩子全身湿透，陷入昏迷。妈妈赶紧将孩子送往医院，此时孩子体温已经超过42℃，全身器官严重衰竭，处于昏迷状态，病情危重。

问题：

(1) 儿童为什么会发生中暑？日常生活中存在哪些高风险点？

(2) 儿童中暑后应如何紧急处理？

一、常见风险点

1. 个人风险点

儿童由于具备以下几大特点，为中暑的高危人群：①产热

134

多。儿童基础代谢率比成年人高，代谢产生的热量较成年人高。②散热能力不足。婴幼儿体温调节中枢发育不完善，无法快速地将热量排出体外。③体表面积与体重的比值大。儿童体表面积与体重的比值相对较大，更容易受环境温度影响。④自主能力差。年龄较小的婴幼儿无法准确地表达自己的感受及采取自救措施，更容易受到伤害。常见的不安全行为：包被、衣物过多，头脸被蒙盖导致过度保暖；被锁车内等密闭环境中；暴露于高温高湿环境时间过长；高温环境下进行剧烈运动；夏天进行长时间的运动或军训；未及时补充水分。

2. 致伤因子风险点

阳光直射，体温持续升高，严重缺氧。

3. 环境风险点

夏季温度过高；环境湿度过大；没有遮蔽物，阳光直射；长时间高强度活动；未及时补充水分；家长疏忽看护，将儿童独自留在密闭的车内；在进行军训或户外夏令营活动时，未预先进行热习服训练（指机体通过逐步适应性训练获得对热应激的保护性生理反应）；高温环境下活动时未选择轻便、透气、浅色衣物。

二、常用预防策略

1. 与监督相关的策略

不要将儿童锁在密闭的车内；教会儿童识别中暑早期预警症状并采取自救措施；不要让儿童长时间处于阳光直射的环境中；在高温环境下，要及时给儿童补充水分；不要给儿童穿着过多衣物；不要给儿童盖过多的包被；对于肥胖、皮肤损伤、糖尿病、使用特殊药物等易感儿童需加强观察和监护，减少户外活动及高温暴露时间。

2. 改变环境的策略

儿童在高温下进行户外活动时，建议预先进行热习服训练；

在高温环境下活动后需长时间在阴凉处休息并及时补充水分；保证充足的水分及良好的休息，在高温环境下，即使没有感觉口渴，也要定时饮水或冷电解质饮料，但不能饮用含酒精及糖含量过高的饮品；户外活动时穿着轻便、透气、易于汗水蒸发的衣物，尽量穿浅色衣物，及时更换汗湿衣物。

三、常见表现及急救处理

中暑可能会出现头痛、口渴、多汗、四肢无力、皮肤灼热、面色潮红、脱水等症状，严重时可引起热痉挛、热衰竭、热射病等，出现肌肉抽搐、昏迷甚至死亡。

1. 远离热源

迅速将儿童搬离高温现场，移到阴凉通风处。条件允许的话可将儿童移至空调房内，松开或脱掉其紧身衣物。婴儿出现捂热综合征时应立即解开包被，更换汗湿衣物。

2. 快速降温

先用温水再用冷水擦浴全身，擦浴时可在额头、颈部、腋下、腹股沟等大血管处放置冰袋，并使用风扇散热。对于年龄较大、意识清楚的儿童可采用浸泡的方式，将儿童的四肢及躯干浸泡在冷水中。在野外，可使用溪流、池塘或湖泊进行浸泡物理降温，但应避免发生误吸及溺水。降温过程中需不断按摩四肢，促进血液循环，切忌降温力度过猛。

3. 补充水、电解质

对于轻度中暑、意识清楚的儿童可鼓励其饮水。儿童出现意识障碍，应立即送医进行静脉补液治疗。

案例分析

如何预防儿童中暑？

案例中的 3 岁男孩正处于幼儿期，神经肌肉发育尚未成熟，缺乏自我保护能力。此外，家长风险意识不足，将儿童独自留在车内导致其中暑。因此，采取以下策略预防儿童中暑至关重要。

1. 与监督相关的策略

（1）儿童在任何情况下都需要看护，不能将其独自留在密闭的环境内。

（2）家长应加强对儿童安全意识的培养，提高儿童对中暑的认识。

（3）教会儿童遇到高温环境被困于密闭空间时的自救方法。

2. 改变环境的策略

（1）将车停靠在阳光无法直射的阴凉位置。

（2）穿着适宜衣物，有条件者可以开空调，使室内温度达到 26℃ 左右。

（3）在车内准备充足的饮用水。

（何海妮）

第五节　晒　伤

案例导入

某 8 岁女孩，暑假期间随家长前往海边度假。午饭后家长带孩子前往沙滩玩耍，虽然顶着炎炎烈日，但在海边踩着海水、吹着海风，孩子并没有觉得炎热。为了让孩子尽情玩耍，家长准备了遮阳帽，但孩子未穿长袖泳衣，脖子、手臂、背部均直接暴露在强烈的阳光下，家长怕孩子皮肤过敏也未给其使用任何防晒剂。3小时后一家人返回酒店，孩子脖子后皮肤出现严重发红，且感觉烧灼样疼痛，家长为其涂抹芦荟膏后并未好转。第二天早上孩子疼痛更加明显，脖子后皮肤出现了大小不一的水疱。家长将孩子带到医院，医生诊断为皮肤Ⅱ度晒伤。经过药物及物理治疗，1周后孩子脖子后皮肤才逐渐恢复，虽然并未留下瘢痕，但有比较明显的色素沉着。

问题：

(1) 儿童为什么会发生晒伤？存在哪些风险点？

(2) 儿童晒伤后应如何紧急处置？

一、常见风险点

1. 个人风险点

儿童皮肤娇嫩，是晒伤的常见人群之一；儿童的自我防护观念较弱，日晒过程中的防晒措施多受家长影响；儿童易出汗，出汗会增加皮肤角质层的水合作用，角质层更容易吸收波长更短的紫外线，也可导致紫外线的反射和散射减少，增加皮肤对紫外线的敏感性，使更少辐射量的紫外线就可引发晒伤；部分儿童服用或食用一些会引发光敏反应的药物或食物，如多西环素、磺胺、灰黄霉素、四环素类抗生素、胺碘酮、非甾体抗炎药等；还有一些儿童接触了一些特定植物，局部皮肤被强光照射也可能出现晒伤症状，如无花果树汁液、芹菜、香菜、柠檬等。

2. 致伤因子风险点

阳光中含有紫外线，过量照射可导致皮肤出现急性光毒性反应，主要表现为局部皮肤出现红斑、肿胀、水疱、脱屑和色素沉着，并伴有疼痛、瘙痒等症状；长时间暴露在阳光下或者短时间暴露在强阳光下，都有可能导致紫外线辐射过量，对皮肤及眼睛造成伤害。

3. 环境风险点

世界卫生组织用紫外线指数（UVI）来表示阳光紫外线的强度。UVI越高，对皮肤和眼睛的伤害越大。UVI最高的时间段是上午11点至下午3点，UVI最高的季节是春末和夏季，高海拔地区的UVI也更高。雪地、高层建筑物的墙面、汽车挡风玻璃、水泥路面、海边沙滩等都能反射紫外线，使UVI增高。

二、常用预防策略

1. 与监督相关的策略

家长应正确判断户外日照的情况，合理掌握儿童户外活动的时间与必要性，在高晒伤风险的时间段或地点应及时提醒儿童回到阴凉处；必须进行户外活动时，应根据户外日照的情况和户外活动的时间做好各项防晒措施，避免皮肤和眼睛晒伤。

2. 改变环境的策略

在UVI较高的时间段，尽量减少儿童户外活动时间或引导儿童在阴凉处活动，必须在阳光下活动时应减少阳光直射皮肤的时间。可选择遮阳伞、太阳帽、防晒衣、墨镜等进行遮挡性防晒。此外，也可以使用防晒剂，使用方法如下：出门前15分钟涂抹，一般每2~3小时重复涂抹1次，具体的涂抹时间和频率应按照防晒剂说明书执行。6个月以内的婴儿因为皮肤较娇嫩，体表面积与体重比值更高，使用防晒剂出现不良反应的风险更高，因此不建议使用。6个月至2岁的婴幼儿应主要以遮挡性防晒为主，必要时可以选用防晒系数（SPF）10/紫外线防护等级（PA）+以内的防晒剂。涂抹防晒剂后也应避免高UVI时间段和相关因素，尽量减少晒伤的发生。

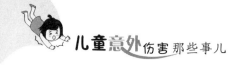

三、常见表现及急救处理

1. 冷敷或冷湿敷

晒伤后应尽快给予局部冷敷或冷湿敷，可以选择冰块外包毛巾，或用生理盐水、硼酸溶液、2.5％吲哚美辛溶液等湿敷；避免揉搓、按摩晒伤部位；不能擦涂酱油、乳液等物质，因其易引起局部感染。

2. 局部用药，必要时立即就医

Ⅰ度晒伤相对较轻，仅表现为局部红斑、肿胀，伴疼痛、灼热及瘙痒感，涂抹糖皮质激素类软膏或用2.5％吲哚美辛溶液局部湿敷，可有效消除红斑、肿胀及缓解疼痛，若症状缓解不明显或出现其他不适应及时就医。Ⅱ度晒伤通常表现较严重，可能出现水疱、渗液、灼痛、刺痒感甚至恶心、呕吐、心悸等全身症状，应及时就医。若出现眼部晒伤导致不适，应尽快就医。

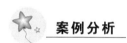 **案例分析**

如何预防儿童晒伤？

案例中的8岁女孩处于学龄期，皮肤屏障功能相对较弱，容易受到外界刺激和污染物的侵害，出现过敏反应和刺激性反应。儿童缺乏防晒意识及相关知识，家长风险意识不足，看护及教育不到位。这些因素导致儿童晒伤。因此，采取以下策略预防儿童晒伤至关重要。

1. 与监督相关的策略

（1）家长应正确判断阳光照射的强度，控制户外活动的时间，选择阳光照射相对更弱的时间段去户外活动。

（2）教育儿童提高防晒意识，学习遮挡性防晒和使用防晒剂的方法。

2. 改变环境的策略

（1）为儿童准备墨镜、遮阳帽、长袖衣物等遮阳物品并督促儿童使用。

（2）为儿童选用适合的防晒剂，按照说明书要求的频率和量涂抹。

（3）避开午后阳光最强的时间段，并减少沙滩玩耍直晒阳光的时间。

（马丽）

第六节　冻　伤

 案例导入

　　某6岁男孩冬天和小伙伴们在户外操场踢足球时，未佩戴手套和帽子，当天回家后诉耳朵灼热、瘙痒，家长未引起重视。第二天孩子耳朵出现水疱，家长将其送往医院就诊，医生检查后，诊断为Ⅱ度冻伤并开具外用药膏。

　　问题：

（1）儿童为什么会发生冻伤？户外运动时存在哪些风险点？

（2）儿童冻伤后应如何进行紧急处置？

一、常见风险点

1. 个人风险点

　　儿童的体温调节中枢发育不完善，对寒冷环境的调节和适应能力较差；儿童的皮肤角质层较薄，抵抗寒冷的能力较弱；儿童

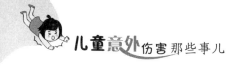

的面部、耳朵等部位血管丰富且皮肤浅薄，对温度变化敏感；儿童存在营养不良、缺乏运动、贫血、疲劳等诱因。

2. 致伤因子风险点

长时间暴露于低温环境下，保暖不足。

3. 环境风险点

环境温度过低，空气湿度过大，处于低温环境时间过长，低温环境下未佩戴耳罩、手套、帽子等保暖物品，鞋袜过紧，穿潮湿衣物，长时间接触冰雪，保持同一姿势时间过长（如久站、久蹲），运动前未充分热身。

二、常用预防策略

1. 与监督相关的策略

儿童户外玩耍时需家长看护；教育儿童不要长时间暴露于低温环境中；教育儿童在低温环境下佩戴耳罩、手套、帽子等保暖物品；鼓励儿童多吃高热量、高蛋白质食物，保证机体摄入足够的热量；指导儿童进行适当运动，增强机体的抵抗力。

2. 改变环境的策略

避免让儿童长时间暴露于寒冷环境中；减少雨雪天气下的户外活动时间；避免大风天气外出；低温环境下穿戴保暖防风的外套；佩戴耳罩、手套、帽子等保暖物品；鞋袜松紧适宜，进行多层保温；及时更换潮湿的衣物、鞋袜，保持身体干燥舒适；运动前进行充分热身；经常活动手、脚，促进血液循环。

三、常见表现及急救处理

轻度冻伤可能出现皮肤充血、红肿、瘙痒、发热、疼痛等症状，严重时还可能出现水疱、渗液、组织坏死、皮肤变黑、局部麻木、继发感染，甚至遗留伤残及功能障碍。

1. 脱离寒冷环境或致冷因素

立即转移至温暖的环境，去除潮湿或者紧身的衣物，擦干身体，用被服包裹保暖，避免反复冻伤。若衣物与身体冻在一起难以分离，不可强行剥离，不然容易造成皮肤撕裂。如果出现神志改变，呼吸、心跳停止，应尽早进行心肺复苏，并拨打 120 急救电话。

2. 及时正确复温

可以利用空调、温水等措施复温。温水复温是简单有效的方式，可将冻伤部位浸泡在 38℃～42℃ 恒温水中，直到冻伤处皮肤颜色恢复深红色、组织变软、感觉恢复，提示复温完成。复温过程中严禁揉搓、按摩冻伤部位。

 案例分析

如何预防儿童冻伤？

案例中的 6 岁男孩处于学龄前期，活泼好动，但皮肤薄、对外界刺激敏感，调节体温的能力和自我保护能力均较差。儿童缺乏预防冻伤的相关知识，容易导致冻伤。再加上家长风险意识不足，看护及教育不到位，未检查环境安全。因此，采取以下策略预防儿童冻伤至关重要。

1. 与监督相关的策略

（1）教育儿童在低温环境下要佩戴耳罩、手套、帽子等保暖物品，鞋袜松紧适宜，进行多层保温。

（2）家长应学习冻伤的相关急救知识，冻伤可以利用空调、温水等措施复温。复温过程中严禁揉搓、按摩冻伤部位。

2. 改变环境的策略

（1）避免让儿童长时间暴露于低温环境中，减少雨雪天气下

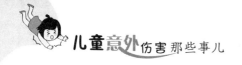

的户外活动时间。

（2）避免大风天气外出，必要时穿保暖防风的外套。

（3）运动前要充分热身。

（李钰林）

第七节　踩踏伤

 案例导入

某中学因一名学生系鞋带，引发拥挤踩踏事件，造成6人死亡、39人受伤；某小学因值班老师没有按时打开寝室大门，学生汇集在寝室大门处，相互踩踏，造成4人死亡、7人受伤；某小学组织600多名小学生前往一家儿童体验中心进行拓展训练，十多名学生在乘坐自动扶梯时发生踩踏和碰撞，9名学生受伤。据报道，我国踩踏事件多出现于中小学场所，造成严重的人员伤亡。

问题：

（1）为什么中小学生容易发生踩踏事件？存在哪些风险点？

（2）发生踩踏事件时应怎样有效自救？

一、常见风险点

1. 个人风险点

中小学生年龄较小，自我控制和自我保护能力较差，遇事容易慌乱，导致场面失控，造成踩踏事件；中小学生在上下课、集会和紧急情况下易出现拥挤和推搡，导致人群失控而引发踩踏事件；中小学生容易受好奇心的驱使，挤入人群拥挤处探寻缘由，造成不必要的人员聚集；自身的突发状况也可能导致踩踏事件，如不慎摔倒、弯腰系鞋带等；拥挤人群中有人摔倒，后人未留意或因人流前行力驱使而不能停步。

2. 致伤因子风险点

人群密度、异常人员及行为、对冲人流。

3. 环境风险点

缺乏针对踩踏事件的要素和流程的风险管理，管理方未做好风险研判工作，未制订专项应急预案和标准化应对流程，应急管理法规及配套制度、标准和政策不够完善，当踩踏事件发生时缺乏有效的应急救援机制，人们无法及时得到救援和帮助，进而发生踩踏伤；聚集场所存在照明条件较差、通道狭窄等问题，人群难以得到有效疏散，救护人员无法及时进入事发现场；人员聚集场所缺乏保障现场人员安全的物品，如保护跌倒者安全的物品、防止过度拥挤的干预物品（如移动铁马护栏等）、提醒人群预防踩踏事件的广播用品；恶劣的气象条件可能影响人员出行的安全，如下雨后地面湿滑容易导致人员跌倒。

二、常用预防策略

1. 与监督相关的策略

加强宣传引导，重视安全教育，提高儿童的安全意识和自救能力；在日常校园生活中引导儿童养成习惯，如上下楼梯要相互礼让、靠右行走、遵守秩序、不在楼梯间打闹等；尽量避免前往人群密集地带，不扎堆聚集；在拥挤地带要注意观察周围情况，若发现人群密度已经饱和，应提高警惕，保持冷静，注意站稳，不要采取前倾或低重心体位，鞋子被踩脱也不要贸然弯腰提鞋或系鞋带；遇到台阶和楼梯尽量抓住扶手，站稳脚跟，稳定重心小步地随着人流移动，当发现拥挤的人群朝自己涌来时，应立即避到一旁，或同人流前进的方向保持一致，避免发生人流对冲。

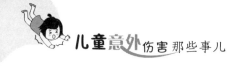

2. 改变环境的策略

管理方杜绝侥幸心理，政府、社会组织和学校应加强安全宣传和教育，提高管理人员对安全风险的认识和重视程度，培育公众提前感知风险和自觉避险的能力，提升公众安全防护能力和自救、互救能力，在日常讲解安全防护应知应会的技能，使公众在踩踏现场能够及时自救、互救；人群聚集场所要合理管理人流量，及时关注场所内滞留人员数量，管控人群秩序；在人群拥挤的地方通过设置单向通道等方式引导不同人群的前进方向，防止人流对冲导致的踩踏事件；充分准备预防和应对踩踏事件的必要设施设备，如用于分流的栏杆、导流标识、夜间使用的疏散标识等；在可能发生踩踏事件的关键位置，提前布置好疏散人员，第一时间防范或干预踩踏事件的苗头。

三、应急处理

1. 冷静应对，自救与互救

提醒周围的人齐声呼喊，引起人群的重视。仔细观察周围环境，寻找遮蔽物，迅速进入距离最近的商铺躲避人流对冲，或寻找身旁的遮挡物留出缓冲位置，但尽量不要逆着人流移动；如若不具备躲避条件或已陷入人群之中，一定要保持平衡，双脚站稳，不低头弯腰捡东西，以免被冲撞倒地；在拥挤的人群中前进时，左手握拳，右手握住左手手腕，双肘撑开平放于胸前，形成一定空间保护胸部，防止窒息；如果携带背包，一定要放在身前，既能给自己增加空间，又避免被后面的人卡住摔倒；发现有人摔倒，立刻停下脚步，大声呼救，告知后方人群不要向前靠近；一旦跌倒在地要尽快站起来，如果无法站起，十指交叉双手扣颈，双臂护头，双膝尽量前屈，蜷成球状，保护好头部、胸腔等脆弱部位，避免身体受到致命伤害。

2. 服从指挥，有序逃生

在进入人群聚集场所时首先应注意观察并尽量记住安全通道和重要标识等，如进出口、楼道、楼梯、紧急疏散口的方位及走向；一旦发生突发事件，应听从现场管理人员指挥调度，或者按照场所紧急疏散通道有序撤离和疏散；撤离、疏散时严禁动手推搡、奔跑抢先，大家步调一致，尽量拉起绊倒的人，更不要逆行，避免绊倒。

 案例分析

如何预防中小学生发生踩踏？

在上课、下课、上操、聚会和就餐等情况下，中小学生心情急切地集中上下楼梯，他们的自我控制和自我保护能力较差，遇事容易慌乱，导致场面失控，造成踩踏事件。另外，存在学校监管及教育不到位、环境安全措施落实不到位等问题。因此，采取以下策略预防中小学生发生踩踏事件至关重要。

1. 与监督相关的策略

（1）积极开展中小学安全教育，提高在校师生的安全意识，使他们掌握基本的自护、自救、逃生和报警方法。

（2）将预防踩踏事件纳入学生日常行为规范管理范围，建立健全全方位的管理制度，及时处理存在的各种安全隐患。

（3）在可能发生踩踏事件的关键位置提前布置好疏散人员，第一时间防范或干预踩踏事件。

2. 改变环境的策略

（1）中小学可根据实际情况适当调整学校集体活动时间，减少全校同一时间集体活动人数，避免学生拥挤。

（2）定期检查、维护楼道照明设施、防滑设施及栏杆等，保

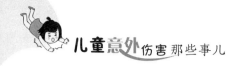

证各种设施可正常、安全地使用，并设置警示标识。

（龙艳）

第八节　走　失

案例导入

　　两名 3 岁左右的孩子，由各自的奶奶带着一起在公园的沙坑里玩耍，奶奶们一起去卫生间，走之前跟孩子交代"在原地等奶奶"。几分钟后当奶奶们返回时，两名孩子却不见了。奶奶们焦急寻找，并立即报警。由于附近多个监控并未拍到两名孩子的身影，民警们增加警力竭力寻找，约 1 小时后在距离走失点 200 米左右的高架桥下的工地里找到了两名孩子，孩子被找到时还说"奶奶丢了，去找奶奶"。

　　问题：

　　（1）这两名儿童为什么会走失？

　　（2）发现儿童走失后应采取哪些紧急措施？

一、常见风险点

1. 个人风险点

　　儿童天性活泼好动，好奇心强，易被新鲜事物吸引，自控及判断能力不足，心理防范及承受能力有限，应急能力也比成年人弱很多，因此，容易发生走失行为。常见的易发生走失的行为：当家长在菜市场买菜、去卫生间、超市结账、银行取钱等时，儿童不愿意在原地等候，自行乱走、乱跑或被引诱离开，或无自主行动能力的婴儿被放置在家长视线以外的位置，致走失或被拐骗；儿童在外游玩时，因对环境的认知有限或贪玩，易迷失方向或遭遇意外伤害；青少年走失，部分是因对家庭或校园关系不能忍受而出走，或沉迷网络，甚至辍学打工；另外，特殊儿童，如存在智力障碍、心理疾病的儿童，走失的概率也比较高。

2. 致伤因子风险点

儿童一旦走失就很难被找回，儿童可能会遭受身体伤害（意外/人为）和心理伤害，甚至遭遇致命危险。

3. 环境风险点

公共场所中，家长因忙于自己的事务（看手机、与朋友聊天等）而疏于对儿童的看护；公共场所的人流量过大，尤其是节假日的景点、火车站、汽车站等，由于儿童个子小，易淹没在人群中，易被人群冲散；公共场所人员混杂，一些人贩子会拐骗儿童，且上学、放学路上由于没有老师和家长看护，让人贩子有机可乘；家长吵架、教育儿童的方式过激或儿童学习压力大等，致使儿童无法忍受而离家出走；学校里师生关系不和谐或同学之间发生暴力等，可能导致儿童离校出走；在外旅游或到亲朋好友家中玩耍，儿童也易遭遇拐骗，或因地理环境、天气等因素发生溺水、掉落悬崖等意外伤害。

二、常用预防策略

1. 与监督相关的策略

很多儿童走失事件是家长看护疏忽导致的。不管什么时候，家长一定不能忽略看护儿童。多个家长带儿童出门时，一定要指定一个人专门看护儿童，千万不能互相依赖。训练儿童记住家长的电话号码、姓名及家庭地址。告诉儿童走失可能带来的危险及后果，无论什么时候、和谁、去哪儿、干什么，首先必须要向家长"确认"。一定要关注青春期儿童的心理动向和不良爱好，及时疏导纠正。向儿童强调不要与陌生人（包括儿童和成年人）玩要，当陌生人向儿童搭讪或问路时，可以说"我不知道"等，然后尽快离开，不要接触陌生人给的任何东西。家中或学校可进行防拐骗演习。教育儿童一旦在公共场所与家长走失，千万不要着急哭闹或乱走，应立即走进附近的商店请求店员帮助，附近没有商店时可在原地保持不动或去家庭集合处，也可向穿制服的工作人员求助。不跟陌生人走，也不吃陌生人给的东西。如果被强行带走，应立即向周围的人大声求救，如"救命啊，我不认识他"，或抓住身边可以抓住的一切东西。

2. 改变环境的策略

家长应让儿童一直处于自己的视线范围内。家长在忙于自己的事务，如购物、乘车时要抓紧儿童的手。带婴儿出门时，家长尽量使用婴儿背带将婴儿背在胸前，使用儿童车一定要系好安全带。外出时，不要让儿童走在自己的身后，一定要让儿童在自己的视线范围内。去人多的地方，可以给儿童穿颜色鲜艳的衣服，可让年长儿童佩戴儿童手表等可以定位的装备，可给低龄儿童使用防走失书包或防走失手环。不要带儿童前往危险性高的地方。不要把儿童交给任何陌生人看管，包括自称是邻居、老乡、某个亲戚的朋友等。在正规的公司或保姆介绍所聘请保姆，保留好保姆的身份证复印件、生活照等信息，留意经常与保姆来往的人员，一旦发现端倪，尽快处理。尽量护送儿童上下学，如有特殊情况应让儿童和同学结伴上下学。在儿童的衣物、书包上留下家长的联系方式或家庭地址（尤其是特殊儿童）。注重家庭和睦，平衡师生和同学之间的关系。加强宣传拐骗儿童罪，大力打击犯罪分子。

三、应急措施

儿童走失的第一个 24 小时是找回儿童的黄金时间。

（1）原地等待：发现儿童走丢后，留一个人在原地等待，并大声呼喊，因为这时儿童可能没走远，也可能会自己找回来。

（2）十人四追法：如妈妈原地不动，爸爸则发动10名亲友寻找。搜寻分成粗细两层：第一层粗的搜寻2公里以内，4个人分别沿东南西北4个方向的大路去搜寻；第二层细的搜寻也是在2公里以内，4个人主要到火车站、汽车站去找；另外2个人，一个去派出所报警，一个留在家里。有的时候，儿童自己能够找到家。

（3）立即报警：家长应立即拨打110报警，注意不需要等待24小时，警方会通过沿街摸排、调取监控视频、阻截逃离通道等专业手段进行调查。

（4）广播寻人：如果儿童是在公园、游乐场、商场等地方走失，应及时向工作人员提出采取广播寻人等措施，注意说清楚儿童的相貌及衣着特征，留下家长的姓名及联系方式。

（5）调看监控：可在警方或地方工作人员的帮助下调看事发地及可能路线处的监控录像。

（6）可到周边救助站、福利院等地寻找。

（7）专业寻亲网站：可借助网络等媒介力量，发布、传播寻人信息，如公安部儿童失踪信息紧急发布平台、宝贝回家、全国救助寻亲网、全国打拐解救儿童寻亲公告平台等。

（8）采样入库：如多方寻找后仍无法找回走失的儿童，可配合公安机关做好血样或生物样本采集，包括爸爸妈妈及失踪儿童的标本，经DNA检验后将数据录入全国打拐DNA数据库，这样就可以在全国范围内快速准确查找。

重要提醒：走失的儿童一旦返家后要及时联系警方，做好销案工作。

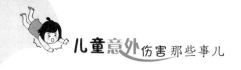

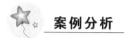

案例分析

如何预防儿童走失?

案例中的两名 3 岁孩子处于幼儿期,具有自主活动能力,但语言表达及理解能力不足,对安全与危险的判断能力较弱。家长风险意识不足,看护及教育不到位。因此,采取以下策略预防儿童走失至关重要。

1. 与监督相关的策略

(1)儿童玩耍过程中一定要有家长看护,且不能让儿童离开家长的视线范围。

(2)提高家长对儿童的看护意识。

2. 改变环境的策略

(1)公共场所中监控装置要安装到位,避免出现盲区。

(2)可在儿童的衣物上留下家长的联系方式或家庭地址。

(陈琳)

第九节　挫伤/扭伤

 案例导入

某 4 岁男孩在小区内骑自行车玩耍时不小心失去平衡摔倒在地,当时未察觉不适,晚上回家后家长发现孩子右手手臂淤青,立即将孩子送至医院处理。某 8 岁男孩上体育课踢足球时不小心摔跤扭伤踝关节,老师立即将孩子送往医院治疗。

152

问题：

（1）儿童为什么容易发生挫伤/扭伤？

（2）儿童发生挫伤/扭伤后应如何紧急处理？

一、常见风险点

1. 个人风险点

儿童正处于生长发育阶段，好奇心强，自我防护能力差，安全意识薄弱。低龄儿童头部比重较大，运动平衡能力较差，运动时易发生挫伤/扭伤。大龄儿童活动范围增大，活动内容增多，意外发生挫伤/扭伤风险增高。大龄儿童对准备活动的认识不足，剧烈运动前不重视身体部位的有效活动。大龄儿童参与运动的积极性较高，但运动能力较差，缺乏预防运动损伤的基本知识，对运动损伤的危害认识不足。大龄儿童缺乏必要的运动知识，不能掌握专项运动的动作要领、技术结构、技能特点及生物力学原理。有数据显示，儿童容易发生扭伤（43.4%）、擦伤（24.3%）、挫伤（13.7%）和拉伤（13.7%）。具有移动性的运动项目都需要下肢运动的参与，下肢支撑了绝大多数运动，负荷量最大，踝损伤的发生率占总运动损伤的第一位，膝关节损伤占第二位。

2. 致伤因子风险点

儿童使用运动器材不规范，未规范穿戴防护用具。

3. 环境风险点

儿童运动场所安全防护措施不到位，导致儿童在进行运动时容易发生挫伤/扭伤。儿童在户外活动时家长疏于看护，导致儿童摔倒，发生挫伤/扭伤。

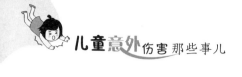

二、常用预防策略

1. 与监督相关的策略

对于婴幼儿，家长应提高扭伤/挫伤风险意识，加强对婴幼儿的看护；选择合适的衣服鞋子，减少摔倒，避免扭伤/挫伤的发生。对于大龄儿童，家长和学校应大力加强对儿童运动环境的监管，减少因不良运动事故导致的伤害。

2. 改变环境的策略

在日常生活中，家长尽量保证儿童活动场地的安全，选择空旷场地，避免因摔倒导致的扭伤/挫伤。指导儿童在与同伴玩耍过程中保持安全距离，尽量避免碰撞。学校和家长应加强安全知识科普，提高儿童的运动安全意识。注重培养儿童的安全行为习惯，指导儿童养成运动前热身、正确使用防护用具和检查运动环境安全等习惯；指导儿童提高身体素质，增强肢体协调能力，减少挫伤/扭伤风险。

三、常见表现及急救处理

儿童挫伤/扭伤可出现局部疼痛、肿胀、淤青、活动受限等表现。

1. 挫伤

（1）肢体软组织挫伤：发现儿童肢体软组织挫伤后立即用手掌压迫受挫部位，预防皮下淤血、水肿。保持局部外固定，24小时内冰敷，24小时后热敷，以利于淤血吸收。若挫伤部位为四肢，可适当抬高患肢，有利于淤血吸收。对于较为严重的挫伤或伴随骨折的挫伤，应立即将儿童送往医院治疗。

（2）若发生腹腔器官挫伤、肺挫伤、脑挫伤，应立即将儿童送往医院治疗。

2. 扭伤

（1）限制活动：发生扭伤后应限制儿童活动受伤的关节，特别是踝关节扭伤后，可将小腿垫高以减少肿胀。

（2）冷敷与热敷：在扭伤初期，可以使用冰袋进行冷敷以减轻肿胀和疼痛。通常在1~2天后可以改用热敷来促进血液循环，加速肿胀消退。此外，也可以对患处进行按摩，帮助恢复。

（3）观察儿童疼痛情况：要注意观察关节韧带有无裂伤、骨折和关节脱位的情况。如果儿童疼痛难忍或手臂不能动弹，可能是发生了桡骨头半脱位等严重问题。若扭伤严重或症状持续无缓解，应及时带儿童去医院就诊，以进行专业的评估和治疗。

 案例分析

如何预防儿童挫伤/扭伤？

案例中的4岁儿童处于学龄前期，喜欢尝试新事物，但身体功能和智能发育未达到平衡。8岁儿童处于学龄期，充满好奇心和求知欲，喜欢体育活动，但识别和预防伤害的能力不足。家长看护及教育不到位。因此，采取以下策略预防儿童挫伤/扭伤至关重要。

1. 与监督相关的策略

（1）家长应做到时时看护，保证儿童活动安全。

（2）学校和家长应加强对儿童活动安全的监管，做好相关安全教育。

2. 改变环境的策略

（1）保证儿童活动环境的安全，避免儿童在没有安全防护措施的情况下玩耍。

（2）加强对儿童的运动安全教育。

（何英）

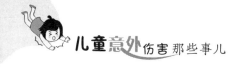

第十节　误服纽扣电池

案例导入

　　某 2 岁男孩，在家玩玩具时误食一枚"硬币"，2 天后出现发热、呕吐、脖子痛症状而入院。医生发现他误服的是一块纽扣电池，造成食管、胃黏膜损伤。

　　问题：

　　（1）儿童为什么会误服纽扣电池？家中存在哪些风险点？

　　（2）儿童误服纽扣电池后应如何紧急处理？

一、常见风险点

1. 个人风险点

　　婴幼儿和学龄前期的儿童认知不断发展，对周围环境充满好奇心，对危险的认知往往不足，较其他年龄段有更高的误服风险，且具有用口探索新事物的特点。

2. 致伤因子风险点

　　纽扣电池会导致局部强碱环境，使邻近组织液化和坏死，造成深层组织腐蚀性损伤。

3. 环境风险点

　　使用纽扣电池的电子产品有很多；纽扣电池体型小，外观与一些糖果相似，容易吸引低龄儿童误服。

二、常用预防策略

1. 与监督相关的策略

　　儿童在玩装有纽扣电池的玩具时一定要有成年人看护。给儿童讲解有关纽扣电池安全使用和存储的信息，宣传纽扣电池对人体的危害，教育儿童不要随意吞服。

2. 改变环境的策略

将新的纽扣电池保存在原包装中，放在儿童接触不到的地方。用胶布封住玩具、遥控器等电子设备的电池盒，或者确保电池盒被螺钉牢固锁紧。定期检查儿童的玩具、遥控器等物品，确保没有纽扣电池松脱或丢失。尽量避免购买使用纽扣电池的产品，可选择使用安全电池的产品。正确回收或丢弃旧的纽扣电池。

三、常见表现及急救处理

误服纽扣电池可出现流涎、呕吐、发热、咳嗽、呼吸困难、腹痛、腹泻、便血、烦躁、咽痛、拒食、继发感染等症状，严重者甚至会引起消化道穿孔及窒息而危及生命。

（1）立即就医：一旦发现儿童误服纽扣电池，应立即送往医院就诊。不要尝试催吐，以免损伤消化道。

（2）就医前每 10 分钟含 10mL（2 茶匙）蜂蜜、柠檬汁等，蜂蜜等较稠厚的液体可有效覆盖纽扣电池（从而限制其与黏膜的接触），从而缓解症状；柠檬汁和橙汁可以中和碱性环境，从而减轻黏膜损伤。注意，蜂蜜有肉毒杆菌污染风险，婴儿应避免服用。

 案例分析

如何预防儿童误服纽扣电池？

案例中的 2 岁男孩正处于幼儿期，其认知不断发展，对周围环境充满好奇心，具有用嘴探索新事物的特点，对危险认知不

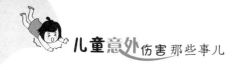

足，较其他年龄段有更高的误服风险。家长风险意识不足，看护及教育不到位，未检查环境安全。因此，采取以下策略预防儿童误服纽扣电池至关重要。

1. 与监督相关的策略

家长应加强看护并教育儿童有关纽扣电池安全使用和存储的知识，介绍纽扣电池对人体的危害。

2. 改变环境的策略

（1）将新的纽扣电池保存在原包装中，放在儿童接触不到的地方，规范处理旧的纽扣电池。

（2）用胶布封住玩具、遥控器等电子设备的电池盒。

（3）尽量避免购买使用纽扣电池的产品。

（杨静）

第十一节　非自杀性自伤

 案例导入

某初中学生的爸爸妈妈因为生活琐事常常发生争执，孩子很长一段时间情绪明显低落，对很多事情不感兴趣，夜间无法顺利入睡，逐渐开始出现用小刀划伤手臂的行为。

问题：

（1）儿童为什么会发生非自杀性自伤？

（2）发生非自杀性自伤应如何紧急处理？

一、常见风险点

1. 精神心理风险点

许多实施非自杀性自伤行为的儿童，其心理健康问题的发生率会更高，如焦虑抑郁、边缘性人格障碍、创伤后应激障碍等。

2. 情绪调节风险点

许多实施非自杀性自伤行为的儿童，其情绪调节通常存在一定困难。儿童自伤在某种程度上是在宣泄自己无法控制的情感，包括失落、孤单、愤怒、被遗弃感，以及由于害怕伤害他人而迁怒于自己的内疚感和恐惧感。

3. 家庭支持风险点

许多实施非自杀性自伤行为的儿童，其家庭支持方面会存在一定问题，如家庭总体缺乏爱意，儿童难以与家长进行有效的情感沟通与交流，家长经常性甚至是习惯性地批评、否定儿童，导致儿童出现高水平的自我批评从而导致自我不满。

4. 学校/学业风险点

许多实施非自杀性自伤行为的儿童在学校环境下同样会面临诸多问题，如学业压力大、学习成绩不理想、同学之间人际关系紧张、师生之间人际关系紧张等。家长对儿童的期望值过高、老师对儿童的批评与惩罚、儿童对未来的迷茫和焦虑，都有可能诱发儿童非自杀性自伤行为。

5. 创伤经历风险点

儿童在成长过程中有过严重的创伤经历，是导致非自杀性自伤的重要风险点，如情感或身体上的被忽视或者被虐待、性侵、霸凌，遭受自然或者社会灾害等。

二、常用预防策略

1. 与监督相关的策略

预防儿童非自杀性自伤需要社会、家庭、个人的共同监督。学校和家庭应当关注他们的既往创伤经历，关注其心理健康，定期做相关测评与反馈，对有焦虑抑郁倾向的儿童应当做好疏导和及时的专业转介。切记避免出现"成绩唯一论"的思想，应引导

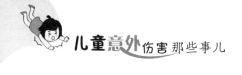

儿童快乐、健康成长。同时，指导他们做好自我关怀，建立自我察觉和接纳的态度，远离消极情绪和认知。

2. 改变环境的策略

学校及家庭应当为儿童建立健康、友爱、和谐、宽容的成长环境，为他们提供足够的安全感，促进其更好地表达情绪，避免非自杀性自伤行为的发生。家庭应当将常见利器、锐器进行规范管理。

三、常见表现及急救处理

1. 轻伤

若因非自杀性自伤行为出现轻伤（如皮外伤），未见明显活动性出血（内伤除外），家长或老师应及时制止非自杀性自伤行为，安抚情绪，及时转介至医院。

2. 重伤

若因非自杀性自伤行为出现重伤（如各种内出血、骨折等），或者出现明显活动性出血，第一目击者应立即制止其非自杀性自伤行为，并立即拨打120急救电话寻求医疗救助，在医务人员抵达前对活动性出血部位进行包扎止血。后期应对儿童进行规范的心理康复治疗。

 案例分析

如何预防儿童非自杀性自伤？

案例中的男孩处于青春期，学业压力较大，缺乏有效地与家长沟通及应对家庭矛盾的方法。此外，家庭支持方面存在问题，家长风险意识不足，看护及教育不到位。因此，采用以下策略预防儿童非自杀性自伤行为至关重要。

1. 与监督相关的策略

家长、学校及老师应关注儿童的心理健康，及时沟通疏导。

2. 改变环境的策略

（1）家长应降低对儿童的成绩要求，舒缓他们焦虑抑郁情绪。

（2）家长应为儿童提供有爱的家庭支持与环境，避免发生过激的争吵。

（黄莉莎）

附　录

附表 1　家庭环境安全检查清单

项目	安全检查内容	检查结果
儿童房	婴儿床是否远离窗边？	□是 □否
	窗帘拉绳是否妥善固定并远离婴儿床？	□是 □否
	婴儿床床栏间距是否在 5.0～9.5cm 之间？是否有配套尺寸的硬床垫？	□是 □否
	更换尿布的用品是否都在尿布台附近（避免因取东西距离太远导致婴儿坠床）？	□是 □否
	玩具是否都放在儿童不需要攀爬即可拿到的地方？	□是 □否
	家具的尖角是否都包有防撞条？	□是 □否
	儿童的玩具是否适合其年龄？是否有吞咽或异物吸入的风险？	□是 □否
	是否有电器、电线、插座在儿童可触及的范围内？	□是 □否
	儿童穿的衣服是否由不易燃的布料制成？	□是 □否
	儿童玩耍的区域是否有被绊倒的风险？是否有软垫可以缓冲跌倒的伤害？	□是 □否

项目	安全检查内容	检查结果
家居环境	家中是否安装有烟雾报警器?	□是 □否
	电源插座上是否有安全开关防止触电?	□是 □否
	电源插座是否安装插孔保护盖?	□是 □否
	电器的电线和插座是否完好?	□是 □否
	多余的电线是否妥善固定或隐藏以防止儿童接触?	□是 □否
	儿童是否可以轻易接触到加热器、取暖器或蜡烛?	□是 □否
	家中是否有楼梯?楼梯口是否安装安全门?	□是 □否
	围栏附近是否有让儿童可以借力爬上去的设施?	□是 □否
	家中所有大件家具或有可能不稳固的家具(如书架、五斗柜、电视柜等)是否妥善固定以防倾倒?	□是 □否
	家中是否有有毒植物?	□是 □否
	游泳池是否有安全门及安全栏?	□是 □否
	如果家中失火,家人是否知道如何安全逃生?	□是 □否
	所有尖锐物品及药物是否都放于上锁的橱柜中或儿童无法接触的地方?	□是 □否
客厅/餐厅	桌子和家具的尖角是否都安装防撞条?儿童是否能拉到窗帘拉绳?	□是 □否
	玻璃门是否有安全膜?是否由钢化玻璃制成?	□是 □否
	含酒精饮料是否放在儿童无法接触的地方?	□是 □否
	地毯是否妥善放置且不易绊倒人?	□是 □否

项目	安全检查内容	检查结果
客厅/餐厅	儿童餐椅是否稳固？是否配置卡扣？	□是 □否
	香烟、烟灰缸、火柴或打火机是否放在儿童无法接触的地方？	□是 □否
	取暖设备是否放在窗帘、家具及其他易燃物品的安全距离之外？	□是 □否
	是否使用不易滑的餐垫代替桌布？热饮是否放在儿童无法接触的地方？	□是 □否
厨房	电器的电线长度是否恰当且没有垂在外面？	□是 □否
	热水壶、面包机、微波炉等电器是否放在儿童无法接触的地方？	□是 □否
	锅的把手是否都朝向燃气灶的里面？儿童是否可以触及把手？	□是 □否
	厨房里的危险物品如打火机、菜刀等是否放在儿童无法接触的地方？	□是 □否
	塑料袋是否折好并放在儿童无法接触的地方？	□是 □否
	放置危险物品的橱柜是否上锁？	□是 □否
	家中是否备有防火毯或灭火器等设施？	□是 □否
	厨房是否安装安全门以防止儿童进入？	□是 □否
浴室	地面是否保持干燥以防止摔倒？	□是 □否
	浴缸里或淋浴间是否有防滑垫或旁边设有扶手？	□是 □否
	吹风机、直发棒、电动剃须刀等是否拔下插头并放在儿童无法接触的地方？	□是 □否
	浴室门是否能够上锁？是否有备用钥匙？	□是 □否

项目	安全检查内容	检查结果
浴室	每次给儿童洗澡前是否用手腕或手肘测试水温?	□是 □否
	沐浴露、洗发水、肥皂等日化用品是否放在儿童无法接触的地方?	□是 □否
洗衣区	所有清洁用品是否放于上锁的壁柜或儿童无法接触的地方?	□是 □否
	浸泡衣服的水桶是否有盖子并放在儿童无法接触的地方?	□是 □否
	水槽及洗衣机不使用时是否清空?	□是 □否
	有盖的电器如洗衣机、烘干机等不使用时是否盖上并确保儿童无法打开?	□是 □否
花园/户外环境	农药、油漆、化学剂及有毒物品是否密封保存在贴有标签的原装瓶里,并放在儿童无法接触的地方?	□是 □否
	花园的工具是否上锁?花园里是否有有毒植物?工具房、车库是否上锁?	□是 □否
	住宅附近是否有可能造成儿童溺水的地方(如池塘、水桶等)?	□是 □否
	儿童玩耍的地方是否在车道旁?	□是 □否
	儿童玩耍区域的器械是否稳固?成色是否较新?是否定期进行检查?	□是 □否
	是否有低垂的、可能会造成儿童眼睛受伤的树枝?	□是 □否
	花园里的雕塑及装饰是否加固以免儿童碰撞?	□是 □否
	花园里的电器、电源开关是否有漏电危险?	□是 □否

附表2　预防儿童走失安全检查清单

项目	安全检查内容	检查结果
出门前	给儿童穿颜色鲜艳的衣服，条件允许时全家穿颜色相同的衣服以便识别	□是 □否
	出门前用自己的手机给儿童拍照，若发生走失可用此照片寻找儿童	□是 □否
	教儿童记住家长的姓名及电话号码，或家庭地址及家长工作单位等信息	□是 □否
	给儿童准备一个身份信息卡，注明家长的姓名、电话号码和家庭地址	□是 □否
	和儿童一起练习走失求救方法：立即走进附近的商店请求店员帮助。没有商店时可原地不动或去家庭集合点。不跟陌生人走，也不吃陌生人给的东西	□是 □否
出行中	大手牵小手，低龄儿童要拉好不松手	□是 □否
	儿童不跟陌生人走，不吃陌生人给的东西	□是 □否
	如果陌生人来寻求帮助，不要跟着走，可联系家长给予帮助	□是 □否
	放手活动前应确定家庭集合点	□是 □否
	让儿童一直处于家长的视线范围内	□是 □否

附表3　儿童出行安全检查清单

项目	安全检查内容	检查结果
步行	沿道路步行时紧紧拉着儿童的手，保持注意力集中	□是 □否
	在车多的地方（如停车场）时刻看护好儿童	□是 □否
	观察儿童上下学路线的人行道路面情况，有无路面不平、窨井坑、无保护的电缆等危险因素	□是 □否

项目	安全检查内容	检查结果
步行	走人行道，不要走车道	□是 □否
	过马路走人行横道线，观察交通灯和车流情况，严格遵守交通规则	□是 □否
	观察道路附近有无正在改建的房屋或其他建筑，告诉儿童尽可能远离	□是 □否
	计算路程时间，选择一条安全的路线并告诉儿童每天上下学要走相同路线	□是 □否
安全驾车	12岁以下儿童应坐后座，不能坐副驾位置	□是 □否
	为12岁以下儿童配置适宜的儿童安全座椅	□是 □否
	开车门时应靠边停稳，家长为儿童开车门。路边停车时可从右侧下车	□是 □否
	家长开车时保持注意力集中，不要和儿童说话、递东西等，以免分心	□是 □否
	行车中不要给儿童吃东西，以免受伤、窒息等	□是 □否
	儿童坐车要安静，不要将头、手或身体任意一个部位伸出车外	□是 □否
	不要让儿童独自留在车内	□是 □否
安全乘车	车辆停稳方可上车	□是 □否
	排队依次上车，不要推挤、打闹，上车扶好扶手	□是 □否
	不离开座位，不要将头、手或身体任意一个部位伸出窗外，车上保持安静	□是 □否
	下车扶好扶手，注意台阶，不要奔跑下车	□是 □否
	不要在车辆附近逗留，如有问题应告诉司机请求帮助	□是 □否

项目	安全检查内容	检查结果
安全乘车	下车后过马路时要等车辆离开后在人行横道线处过马路，不要立刻在车前或车后过马路	□是 □否
	告诉儿童不要随意靠近车辆，要保持在司机视线可见的范围内	□是 □否
	如果儿童乘坐公共交通上下学，跟随儿童乘坐数次，确认其是否掌握安全要点	□是 □否

附表4　预防儿童溺水安全检查清单

项目	安全检查内容	检查结果
居家溺水	家中水盆、水缸等容器中的水使用后立即倾倒，用水时让儿童远离	□是 □否
	给儿童洗澡后立即倾倒用水	□是 □否
	住宅周围的水井等蓄水容器妥善加盖	□是 □否
	住宅周围有开放水域时，院子或通向室外的房门要及时安装护栏，以免低龄儿童自行外出	□是 □否
泳池溺水	带儿童去正规的泳池游泳	□是 □否
	下水前告知儿童游泳安全知识，并让儿童做热身运动	□是 □否
	与儿童一起游泳时保持儿童在家长一臂以内距离	□是 □否
	儿童自己下水游泳，家长应时刻有效看护	□是 □否
开放水域溺水	带儿童去开放水域玩水或游泳，家长要做到时刻看护	□是 □否
	多人一起到开放水域游泳，应指派人员轮流看护儿童	□是 □否
	在开放水域游泳时应穿高质量的救生衣并扣好所有扣带	□是 □否
	坐船时一定要穿救生衣，扣好所有扣带	□是 □否

项目	安全检查内容	检查结果
溺水教育	告知儿童去正规的游泳区域游泳，不能去水塘、水渠、湖/河等非专门开设的区域游泳	□是 □否
	学习心肺复苏方法	□是 □否

附表5　预防儿童跌落安全检查清单

项目	安全检查内容	检查结果
窗户/阳台	窗边没有可攀爬的桌子、椅子和沙发等家具	□是 □否
	窗户安装一定高度的栏杆	□是 □否
	窗户保持关闭或限制开窗宽度，避免儿童爬出窗外	□是 □否
	阳台栏杆足够高，儿童不易攀爬	□是 □否
	阳台栏杆宽度足够小，儿童不能爬出	□是 □否
台阶	台阶处白天和晚上均有足够亮度	
	台阶上不放任何物品	□是 □否
	台阶一边有扶手	□是 □否
	家中有婴幼儿的，可在台阶处安装安全门并关好	□是 □否
家具	不要让儿童攀爬凳子、桌子、床等家具	□是 □否
	儿童坐在高处时应时刻在旁守护，尽量用有安全带的儿童座椅。告诉儿童坐在椅子上时不要站立	□是 □否
	大型家具应安装固定，不会因儿童攀爬而倒下砸伤儿童	□是 □否

项目	安全检查内容	检查结果
跌倒	家中过道无杂物	□是 □否
	玩具用后及时整理归位放置	□是 □否
	地面有水应及时擦干	□是 □否
	浴缸或淋浴间安装扶手、铺防滑垫	□是 □否

附表6　预防儿童烧/烫伤安全检查清单

安全检查内容	检查结果
家中暖水瓶、饮水器、电饭煲等热液容器放在高处，儿童不易触及	□是 □否
尽量不用桌布，以免儿童拉扯桌布打翻盛放热液的容器	□是 □否
将打火机、火柴等点火物品放在儿童不易拿取之处，告知儿童不能玩火	□是 □否
煤气不用时及时关闭总开关，以免儿童模仿点火	□是 □否
给儿童洗澡时先放冷水再放热水。洗澡前用手腕、手肘或水温计测试水温，建议水温38℃～40℃	□是 □否
让儿童远离家中插座、电线等，以免啃咬电线造成电击伤	
家中清洁剂应放在儿童不易接触的地方，以免误食或损伤皮肤	□是 □否
明确家中每间房间的逃生路线，定期练习	□是 □否

附表7　预防儿童意外窒息安全检查清单

项目	安全检查内容	检查结果
睡觉	检查儿童床，拿走针头、毛绒玩具和其他松软物体	□是 □否
	儿童床尽量不挂玩具	□是 □否

项目	安全检查内容	检查结果
穿衣	尽量给儿童穿拉链衫。穿纽扣衫应经常检查纽扣是否松动、脱落	□是 □否
	去掉儿童衣服上的装饰物	□是 □否
进食	儿童进食时必须让其保持安静并认真看护，不要边跑边喂、边吃边看电视或讲笑话	□是 □否
	儿童进食时确保手可及范围内没有小颗粒物，如玩具部件、坚果、葡萄等	□是 □否
	3岁以下儿童不吃圆形坚硬的小颗粒物，如硬糖、坚果、葡萄、爆米花等	□是 □否
玩具	购买玩具时注意查看玩具包装上的安全说明，选择适宜年龄的玩具	□是 □否
	经常检查儿童玩具有无部件或碎片脱落	□是 □否
教育	学习海姆立克急救法	□是 □否

附表8　预防儿童意外中毒安全检查清单

项目	安全检查内容	检查结果
储物	养成安全储物习惯，将药物、清洁剂等放在儿童不易接触的地方，必要时上锁	□是 □否
	药物和清洁剂应与儿童物品分开存放	□是 □否
安全使用	阅读并遵循药物及清洁剂的标签和说明	□是 □否
	给儿童服药时应遵循医嘱	□是 □否
	注意所有家庭产品的安全警告，如远离明火、危险或请勿接触儿童等	□是 □否
	每次使用清洁剂后将容器完全关闭，放在儿童不易接触的高处或锁在柜子里	□是 □否

项目	安全检查内容	检查结果
安全使用	用完的清洁剂容器应及时处理,不要使用空的清洁剂容器储存其他物品,尤其不能放置儿童用品	□是 □否
	不要将药物称为"糖果",告诉儿童品尝任何东西前要先问后尝	□是 □否
	时刻关注家中的燃气使用安全	□是 □否
	家中只放无毒植物	□是 □否

（陈任译）

参考文献

[1] 骆庆明. 成长的陷阱：儿童意外伤害 [M]. 沈阳：辽宁科学技术出版社，2017.

[2] 王惠萍，励晓红，姜若，等. 基于风险矩阵的社区 0～3 岁儿童意外伤害风险评估 [J]. 中国妇幼健康研究，2020，31 (2)：197-202.

[3] 李蕾，张志泉，郑成中，等. 儿童溺水的防治方案专家共识 [J]. 中国当代儿科杂志，2021，23 (1)：12-17.

[4] 宋维，李超乾，田英平，等. 急性中毒诊断与治疗中国专家共识 [J]. 中国急救医学，2016，36 (11)：961-974.

[5] 陈庆军. 动物致伤专家共识 [J]. 中国急救复苏与灾害医学杂志，2018，13 (11)：1056-1061.

[6] 中国毒理学会中毒及救治专业委员会. 胡蜂蜇伤规范化诊治中国专家共识 [J]. 中华危重病急救医学，2018，30 (9)：819-823.

[7] 徐昆明，钱堃，何艳屏，等. 中国近 20 年小儿烧伤流行病学的系统性评价 [J]. 按摩与康复医学，2021，12 (10)：84-88.

[8] 郭琳瑛，邱林，郑成中，等. 儿童烧伤预防和现场救治专家共识 [J]. 中国当代儿科杂志，2021，23 (12)：1191-1199.

[9] 赵祥文，肖政辉. 儿科急诊医学 [M]. 5 版. 北京：人民

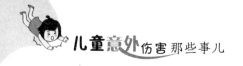

卫生出版社，2022.

[10] 任广立，朱婕，郑成中，等. 儿童中暑的防治方案专家共识（2023 年）［J］. 中国当代儿科杂志，2023，25（6）：551－559.

[11] 中国医药教育协会烧伤专业委员会. 冻伤早期的临床诊疗全国专家共识［J］. 中华损伤与修复杂志（电子版），2022，17（1）：1－6.

[12] 魏义承. 创伤经历与青少年非自杀性自伤的关系［D］. 上海：华东师范大学，2023.

[13] SANTOS C, KIESZAK S, WANG A, et al. Reported adverse health effects in children from ingestion of alcohol－based hand sanitizers － United States, 2011－2014［J］. Morb Mortal Wkly Rep, 2017, 66（8）：223－226.

[14] ANDERSEN I K, LAURITSEN J. Social inequalities in unintentional childhood injury incidence suggest subgroup identification and differentiation in the municipal planning of preventive efforts［J］. Scand J Public Health, 2020, 48（2）：200－206.